黄帝内经

古法养生

许庆友 王香婷 主编

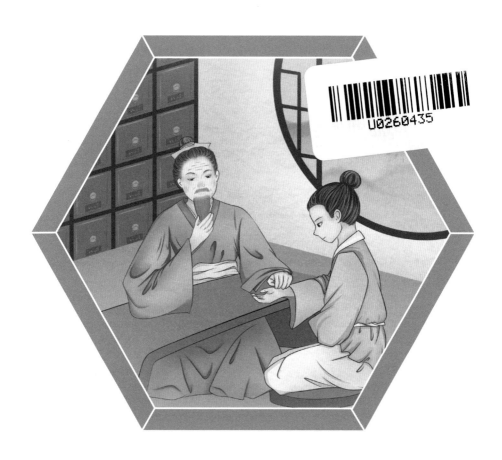

江苏凤凰科学技术出版社 · 南京

图书在版编目（CIP）数据

黄帝内经古法养生 / 许庆友，王香婷主编 . — 南京 : 江苏凤
凰科学技术出版社 , 2024.7
ISBN 978-7-5713-4325-5

Ⅰ . ①黄… Ⅱ . ①许… ②王… Ⅲ . ①《内经》- 养生（中医）
Ⅳ . ① R221

中国国家版本馆 CIP 数据核字 (2024) 第 065272 号

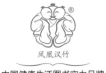

中国健康生活图书实力品牌

黄帝内经古法养生

主　　　编	许庆友　　王香婷
全 书 设 计	汉　竹
责 任 编 辑	刘玉锋　赵　呈
特 邀 编 辑	张　瑜　郭　搏　杨　梦
责 任 校 对	仲　敏
责 任 监 制	刘文洋

出 版 发 行	江苏凤凰科学技术出版社
出版社地址	南京市湖南路 1 号 A 楼，邮编 : 210009
出版社网址	http://www.pspress.cn
印　　　刷	苏州工业园区美柯乐制版印务有限责任公司

开　　　本	720 mm × 1 000 mm　1/16
印　　　张	12
字　　　数	240 000
版　　　次	2024 年 7 月第 1 版
印　　　次	2024 年 7 月第 1 次印刷

标 准 书 号	ISBN 978-7-5713-4325-5
定　　　价	39.80 元

图书如有印装质量问题，可向我社印务部调换。

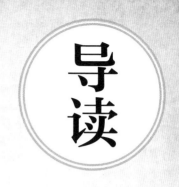

导读

《黄帝内经》都讲了哪些养生法？

四季养生各有哪些侧重？

保健身体的穴位有哪些？

……

《黄帝内经》是我国最早的中医理论专著之一。该书将阴阳、五行、天人合一的理论运用到对人体生理、病理的研究以及疾病的预防、诊断和治疗中，确立了中医学独特的理论体系，提倡将养生融入生活的方方面面，其无不体现我国古代先民的养生智慧，也成为中国医药学发展的理论基础和源泉。

本书深入挖掘《黄帝内经》的养生智慧，包括十二时辰养生、节气养生、情志养生、饮食养生、运动养生等养生手段，并结合现代人的生活特点，给出更实用的建议，希望更多人能看到、悟到、用到我们祖先的养生观念和技巧。

目录

第三章 《黄帝内经》体质养生法

第四章 《黄帝内经》与五脏养生

第五章 《黄帝内经》之饮食有节，起居有常

第六章 《黄帝内经》与运动养生

第七章 《黄帝内经》与情志养生

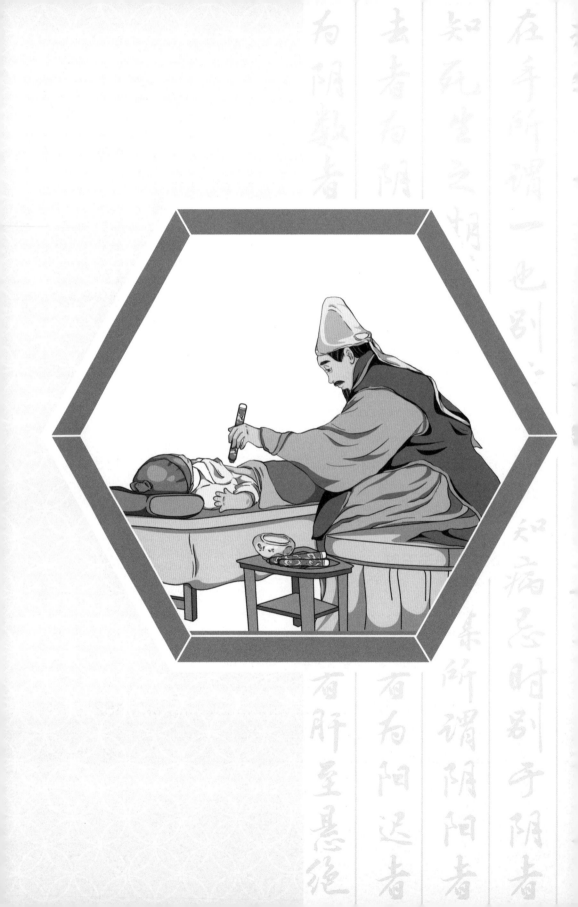

第一章
流传千年的养生大道

作为中国传统医学的瑰宝，《黄帝内经》秉承中国古代"天人合一"的哲学思想，提出了"顺时养生"的观点。其中的"不治已病治未病，不治已乱治未乱"的养生理念，在几千年来，一直被当作中医养生的根本原则。

《黄帝内经》是古代三大奇书之一

中国古代的三大奇书是指《山海经》《周易》和《黄帝内经》。其中，《黄帝内经》是我国现存医学文献中最早的一部研究人体生理学、病理学、诊断学、治疗原则和药物学的医学巨著。

《黄帝内经》是"中国式的养生圣经"

自人类诞生以来，与疾病的对抗就从未休止过。面对疾病，我们的祖先一直努力地探索各种治病的方法，因此，古代医疗技术的形成应远远早于《黄帝内经》的成书时间。不过，中医学作为一门学术体系，其形成却是从《黄帝内经》开始的。这部著作系统地总结了秦汉以前古代中国人的医疗经验，奠定了人体生理、病理、诊断以及治疗的认识基础，因此被历代奉为"医家之宗"和"中国式的养生圣经"。

"黄帝"与"岐伯"

据史料记载，黄帝是中国古代部落联盟的首领，因有土德之瑞，故号"黄帝"。黄帝在位期间，教人民播种百谷，大力发展生产，又制衣冠、倡婚姻、建舟车、制音律、重医学，因此被后人尊称为"人文初祖"。岐伯，相传为黄帝的太医，医术高明，曾奉黄帝之命整理各种医典，因此被后世尊称为"华夏中医始祖"。《黄帝内经》即假借黄帝与岐伯、鬼臾区等人讨论医理的形式撰写而成，后世遂将中医学称为"岐黄之术"。

《黄帝内经》的生命观

《黄帝内经》认为，天地万物都是阴阳二气交合的产物，精则是构成生命体的基本物质，同时也是生命的原动力，神则是依附形体产生的生命活动，包括生命活动的外在表现以及精神、意识、思维活动。

人身有三宝——精、气、神

"精"是身体的根本。《黄帝内经》中说，父母的精血结合孕养下一代，构成人体的基本物质就是精，它在人出生前就已经存在了。这个精藏在肾中，因此又叫肾精，是从父母那里遗传下来的。

"气"是维持生命的动力。气看不见，摸不着，却承担着维持人体各脏腑器官活动的重任。气对血具有推动作用，对生命系统具有温煦、防御、固摄作用。

"神"是生命的体现。神是精神、意志、知觉、运动等一切生命活动的"统帅"，它包括魂、魄、意、志、思、虑、智等活动。《黄帝内经》中说："得神者昌，失神者亡。"可见神在人体居首要地位。

人生五阶段：生、长、壮、老、已

"生、长、壮、老、已"是生命体从生到死的完整过程。作为一个生物体，从出生开始就要不断地吸收外来的营养物质，同时排泄糟粕，以完成其出生、成长、壮盛、衰老和死亡的过程。《黄帝内经》中详细地论述了生命体在生、长、壮、老、已各个阶段中的生理表现，并且指出肾精在其中起到了至关重要的作用。肾精主生命体的生长、繁殖。当肾精充足时，生命体则生长，而且具备繁殖功能；当肾精衰弱时，生命体首先丧失的是生长功能，然后是繁殖功能；当肾精全部衰竭时，生命体也就终结了。

女七男八的生命节律

　　"女七男八"是《黄帝内经》中提出的一个重要理论。该理论指出，女子的生命节律与"七"密切相关，男子的生命节律与"八"密切相关。女人和男人的生、长、壮、老无不是这种生命节律的具体反映。

　　女子七岁，肾气实，齿更发长。二七而天癸至，任脉通，太冲脉盛，月事以时下，故有子。三七，肾气平均，故真牙生而长极。四七，筋骨坚，发长极，身体盛壮。五七，阳明脉衰，面始焦，发始堕。六七，三阳脉衰于上，面皆焦，发始白。七七，任脉虚，太冲脉衰少，天癸竭，地道不通，故形坏而无子也。

——《黄帝内经》

　　丈夫八岁，肾气实，发长齿更。二八，肾气盛，天癸至，精气溢泻，阴阳和，故能有子。三八，肾气平均，筋骨劲强，故真牙生而长极。四八，筋骨隆盛，肌肉满壮。五八，肾气衰，发堕齿槁。六八，阳气衰竭于上，面焦，发鬓颁白。七八，肝气衰，筋不能动。八八，天癸竭，精少，肾脏衰，则齿发去，形体皆极。

——《黄帝内经》

女七生命节律详解

《黄帝内经》中指出，女子的生命以"七"为节律。

◎　**女子七岁**时，"齿更发长"。

牙齿由肾气所主，小女孩七八岁时换牙，是肾脏功能旺盛的一种表现。头发由肾精所主，小女孩七八岁时头发茂盛，表明肾脏功能旺盛。

◎　**女子十四岁**时，"天癸至，任脉通"。

任脉循行在人体前面的正中线上，从会阴处一直到面部。任脉主血，主胞胎。女子到十三四岁时，由于任脉通畅，精血充足，就会来月经，乳房开始发育，这时女子的第二性征就出现了。

◎　**女子二十一岁**时，"肾气平均"。

所谓肾气平均，即肾气均衡地为五脏提供先天精气，各种生理指标都达到平衡的状态。

◎　**女子二十八岁**时，"筋骨坚，发长极，身体盛壮"。

女子在二十八岁时，各种生理指标发育到巅峰状态。

◎　**女子三十五岁**时，"阳明脉衰，面始焦，发始堕"。

所谓阳明脉指的是胃经，因为胃经循行经过脸颊和额头，所以女子到三十五岁左右时，眼角开始出现鱼尾纹，额头出现抬头纹，同时脸色也开始泛黄，头发也开始脱落了。

◎　**女子四十二岁**时，"三阳脉衰于上，面皆焦，发始白"。

所谓三阳脉，即足阳明胃经、足少阳胆经和足太阳膀胱经。胃经循行经过额头，胆经循行经过头两侧，膀胱经循行经过后脑勺。三阳脉衰，头上开始出现白发，这时女子的面色转为焦枯。

◎　**女子四十九岁**时，"任脉虚，太冲脉衰少"。

任脉虚，指任脉的精血开始稀少，标志着女子更年期的到来。太冲脉即冲脉，有充养女子月经和胞胎的功能。太冲脉衰少，标志着女子即将绝经。"故形坏而无子"，指女子身体不再婀娜，也不能生孩子了。

男八生命节律详解

《黄帝内经》中指出，男子的生命以"八"为节律。

◎ 男子**八岁**时，"肾气实，发长齿更"。

与小女孩一样，男孩七八岁时换牙，头发生长茂盛，表明这时候他的肾脏功能旺盛。

◎ 男子**十六岁**时，"肾气盛，天癸至"。

在古代社会，由于种种客观原因，人的平均寿命普遍较短，因此，社会习俗提倡男子十五六岁、女子十三四岁时婚嫁，依据是此时男子和女子性发育都已基本成熟。

◎ 男子**二十四岁**时，"肾气平均，筋骨劲强，故真牙生而长极"。

此时，肾气均衡地为五脏提供先天精气，各种生理指标都达到平衡的状态，筋骨发育强壮，身高发育结束。

◎ 男子**三十二岁**时，"筋骨隆盛，肌肉满壮"。

男子在二十八岁左右各种生理指标达到巅峰状态，并且持续到三十二岁左右，所以古代传统习俗要求男子最晚"三十而娶"。

◎ 男子**四十岁**时，"肾气衰，发堕齿槁"。

这时，男子身体开始有衰老之象，可能会出现脱发的状况，并且牙龈也开始萎缩。

◎ 男子**四十八岁**时，"阳气衰竭于上，面焦，发鬓颁白"。

所谓阳气，便是肾精。因为肾精逐渐稀少，所以面容憔悴，发鬓开始斑白。

◎ 男子**五十六岁**时，"肝气衰，筋不能动"。

这里的肝气是指足厥阴肝经之气。足厥阴肝经是循行经过生殖器的一条经脉，由于"肝肾同源"，肝气衰弱也会影响男子的生殖能力。此时筋骨也变得僵硬，肢体不再灵活。

◎ 男子到**六十四岁**时，"齿发去，形体皆极"。

因为牙齿是由肾气所主，此时肾精即将耗尽，男子开始掉牙齿，并且大面积脱发。形体皆极，指身体各部分都衰弱了。

四种长寿之人

《黄帝内经》中提到了四种不同级别的长寿之人,他们分别为:贤人、圣人、至人、真人。他们都有自己的长寿之道。

贤人:他们明白一些自然规律,懂得顺应四时、阴阳的变化而活动的道理,但是并不能完全做到。

圣人:他们很有主见,不为世俗的享乐观念所左右。他们注重精神和肉体的双重修炼,肉体上不使自己过劳;精神上始终保持愉悦。

至人:他们远离世俗纷扰,使自己的活动与四时、阴阳的变化相协调。他们能够悠游于天地之间,视听于八方之外。

真人:这是养生者能够达到的最高境界。他们参透了天地运行的规律,通晓阴阳二气的变化,举手投足间无不暗合养生之道。他们通过呼吸汲取天地的精气,精神恬然内守。

贤、圣、至、真可以说是古人为养生而设立的目标。成为真人是终极目标,但是要从贤人做起,一步一步达成目标。

《黄帝内经》的养生观

"天人合一"是《黄帝内经》养生观的核心思想。它要求人们要顺应春生、夏长、秋收、冬藏的自然规律，春夏养阳，秋冬养阴。践行这样的养生方法，人体自然阴阳调和、百病不生。

不治已病治未病

《黄帝内经》中说："圣人不治已病治未病。"这里所说的"不治已病"，并不是说中医不擅治疗已经发生的各种疾病，而是强调要把注意力放在疾病的预防上面。书中还说："夫病已成而后药之，乱已成而后治之，譬犹渴而穿井，斗而铸锥，不亦晚乎。"就是说，等到病已形成再去用药，乱已产生才去治理，就好比渴了才去挖井，要打仗了才制造兵器一样，岂不是太晚了吗？所以，中医养生保健应该把重点放在疾病的预防上。

要知道，人每病一次，就会对身体造成一次伤害，而这个伤害在病愈后看似已经消失，实际上它或多或少都会给身体带来看不见的损伤。就好比一辆汽车，每修理一次，它的各个零部件之间的配合、总体性能都会不知不觉地下降，不管怎样修理，换上多好的零件，改装的零部件永远比不上原装的零部件。所以聪明的爱车人会加强日常保养，不让汽车出问题。人体也一样，与其等生病后抢救治疗，不如在没病时就进行身体保养。

阴阳调和，百病不生

《黄帝内经》中说："阴平阳秘，精神乃治。"意思是说，阴气平和，阳气固密，阴阳保持相对平衡，才能身体健康，精神愉快。这句话是对人体正常生理状态的高度概括，也是养生治病的目标和根本法则。

这里所指的阴阳，可以狭义地理解为气、血与津液。气就是驱动人体生理活动的无形力量，也可以理解为各个脏腑的功能活力。血和津液就是人体内的各种液体，它是流动的、有形的。气血相互依存，相互为用。

例如，气能生血，血是由气运化水谷精微而生成的；反过来，人体若是得不到血液的滋养，气就会不足。也就是说，正常情况下，阴阳是对立统一的，二者是和谐的关系。但是，如果阴阳出现"失度""失时""失序""错位"等情况，这时阴阳就失调了，疾病也就产生了。因此，疾病产生的根本原因就是阴阳失调。所以说，调整阴阳，补其不足，泻其有余，恢复阴阳的平衡，是中医治疗疾病的基本原则。

天人合一，顺时养生

《黄帝内经》中说："人以天地之气生，四时之法成。"其又说："人能应四时者，天地为之父母。"所谓"人以天地之气生"，是说人体要靠天地自然提供的物质条件而生存；所谓"四时之法成"，是说人体还要适应四时、阴阳的变化规律才能发育成长。这也体现了《黄帝内经》中"天人合一，顺时养生"的养生观。

什么是"天人合一，顺时养生"？就是说人体要顺应自然规律，跟着大自然的节律走，按照春生、夏长、秋收、冬藏的变化规律来进行生活调养，遵循春夏养阳、秋冬养阴的养生原则，即以自然之道，养自然之生，取得人与自然的和谐统一。

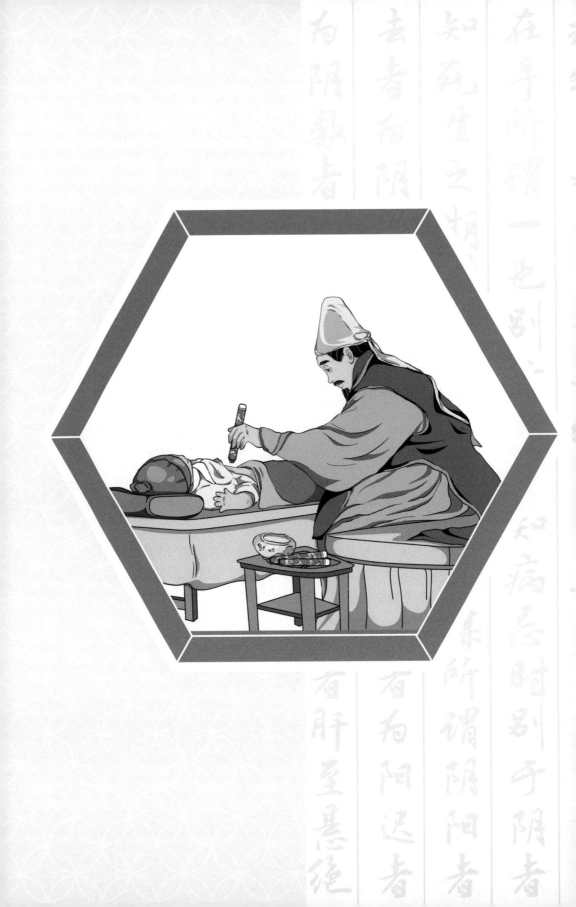

在于所谓一也别

去者为阴数者

知死生之阴

知病忘时别于阴者

集所谓阴阳者

为阴

有肝呈悬绝

有为阳迟者

第二章
因天之序，顺时养生

《黄帝内经》中说到，天地自然为人类提供了赖以生存的基本条件，人的生、老、病、死整个生命过程无不与天地自然的运行规律息息相通。因此，我们在养生的时候一定要"因时顺养"，跟着大自然的节律走。

十二时辰养生法

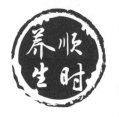

子时：胆经当令，万籁俱寂正好眠

子时（23:00~1:00）为昼夜更替之时，此时是一天中阴气较盛的时候，也是阳气初生的时段，胆气开始升发。

胆经当令

子时，气血流注胆经，此时胆经当令，《黄帝内经》中说："凡十一脏取决于胆也。"意思就是五脏六腑功能发挥正常与否，都与胆的气机密切相关。如果此时不睡觉，经常熬夜，容易造成胆气虚弱，从而影响全身脏腑的功能。

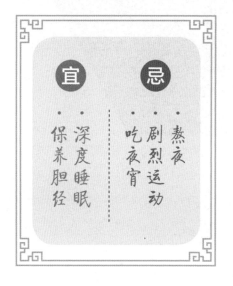

宜
· 深度睡眠
· 保养胆经

忌
· 熬夜
· 剧烈运动
· 吃夜宵

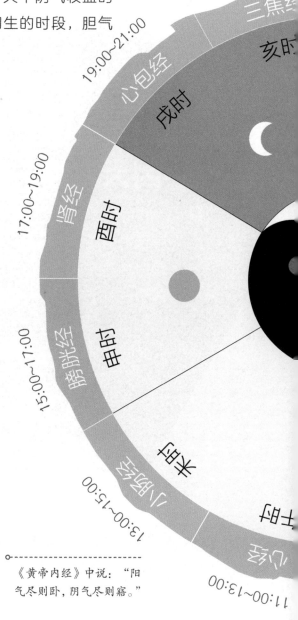

21:00~23:00

三焦经

亥时

19:00~21:00

心包经

戌时

17:00~19:00

肾经

酉时

15:00~17:00

膀胱经

申时

未时

小肠经

13:00~15:00

午时

11:00~13:00

《黄帝内经》中说："阳气尽则卧，阴气尽则寤。"

俗话说："胆有多清，脑有多清。"凡在子时前入睡者，晨醒后头脑清晰、气色红润。反之，子时前不睡者，气色清白。

23:00~1:00

胆经

子时

1:00~3:00

肝经

丑时

3:00~5:00

寅时

肺经

卯时

大肠经

5:00~7:00

7:00~9:00

胃经

辰时

巳时

脾经

9:00~11:00

养护胆经这样做

平时应做到饮食规律，不吃辛辣刺激性食物，同时保证充足的睡眠时间。

运动

慢跑、散步等。

水果

橘子、柚子、橙子、猕猴桃等。

蔬菜

菠菜、油麦菜等。

茶饮

玉米须茶、决明子茶、蒲公英茶等。

穴位

胆俞、足三里、阳陵泉等。

想在子时进入深睡状态，可以提前半小时睡觉，睡眠质量差者，则要更早一点上床睡觉。

《黄帝内经》中说，胆具有决断功能。胆气充实，则行事果断，若胆气不足，人就会优柔寡断。

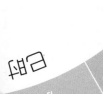

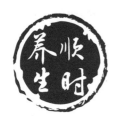

丑时：肝经当令，肝脏藏血不熬夜

丑时（1:00~3:00），胆经气血逐渐衰弱，肝经主令气血运行。此时是肝脏自我修复和排毒的最佳时间。

肝经当令

丑时，气血流注肝经，肝经当令。《黄帝内经》中说："人卧血归于肝。""卧"就是睡觉；"血归于肝"是说人在静卧时全身血液流经肝脏，由肝脏将血液中的毒素过滤掉。因此，人在丑时进入深度睡眠，有利于血液的净化。

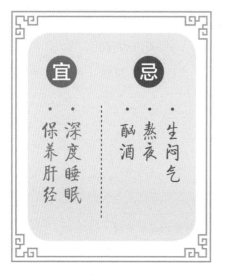

宜

· 深度睡眠
· 保养肝经

忌

· 生闷气
· 熬夜
· 酗酒

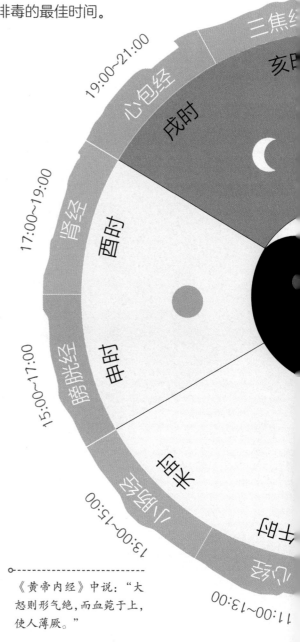

21:00~23:00

三焦经

亥时

19:00~21:00

心包经

戌时

17:00~19:00

肾经

酉时

15:00~17:00

膀胱经

申时

未时

小肠经

13:00~15:00

午时

11:00~13:00

心经

《黄帝内经》中说："大怒则形气绝，而血菀于上，使人薄厥。"

如果肝经疏泄功能失灵，就会出现胸胁胀痛、烦躁易怒、纳呆食少、呃逆、乳腺增生等症状。

23:00~1:00

1:00~3:00

3:00~5:00

5:00~7:00

7:00~9:00

9:00~11:00

胆经

子时

肝经

丑时

肺经

寅时

大肠经

卯时

胃经

辰时

脾经

巳时

叶天士在《临证指南医案》中提出"女子以肝为先天"的说法。如果肝经之气调畅，月经就会准时到来，孕育和分娩也会顺利。

养护肝经这样做

日常生活中应当保持心情舒畅，避免生气；保证充足睡眠；不饮烈酒；避免滥用药物和保健品。

运动
慢跑、散步、太极拳等。

水果
香蕉、橘子、无花果等。

蔬菜
大蒜、白菜、香菇等。

茶饮
菊花茶、夏枯草茶、金银花茶等。

穴位
太冲、行间、太溪等。

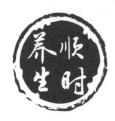

寅时：肺经当令，肺主肃降宜深睡

寅时（3:00~5:00），肝经气血逐渐衰弱，肺经主令气血运行。此时气血流注到肺经。

肺经当令

寅时，气血流注肺经，肺经当令。《黄帝内经》中说："诸气者皆属于肺。"凌晨3:00~5:00，肺经开始重新分配人体的气血，经常在这时候醒来，就是肺气不足的表现。

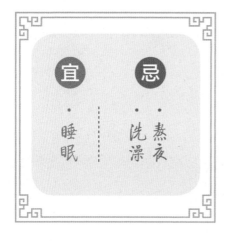

宜
- 睡眠

忌
- 洗澡
- 熬夜

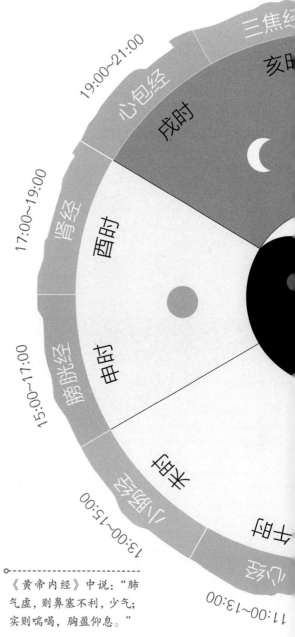

21:00~23:00
三焦经
亥时
19:00~21:00
心包经
戌时
17:00~19:00
肾经
酉时
15:00~17:00
膀胱经
申时
13:00~15:00
小肠经
未时
11:00~13:00
心经
午时

《黄帝内经》中说："肺气虚，则鼻塞不利，少气；实则喘喝，胸盈仰息。"

23:00~1:00

胆经

子时

1:00~3:00

肝经

丑时

3:00~5:00

肺经

寅时

5:00~7:00

大肠经

卯时

7:00~9:00

胃经

辰时

巳时

9:00~11:00

《黄帝内经》中说："肺者，相傅之官，治节出焉。"肺是人体脏器的"宰相"，总领全身气血的输布。

寅时最好熟睡以养肺气。老年人易在寅时醒来，此时不宜立即起床活动，可平卧闭目，徐徐吐纳以养肺气。

养护肺经这样做

平时宜多喝白开水，保持呼吸道湿润；戒烟戒酒，远离二手烟；远离空气污染严重的环境。

运动

瑜伽、游泳、太极拳等。

水果

梨、枇杷、柿子等。

蔬菜

银耳、莲藕、白萝卜等。

茶饮

桑叶茶、百合茶、罗汉果茶等。

穴位

肺俞、曲池、膻中等。

白色，五行属金，入肺，质轻而不黏，偏重于益气行气。白色蔬菜、水果多具有清热、利水、化痰等养肺护肺的功效。

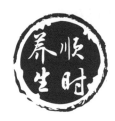

卯时：大肠经当令，此时排便较适宜

卯时（5:00~7:00），肺经气血逐渐衰弱，大肠经主令气血运行。此时是身体排泄的最佳时间。

大肠经当令

卯时，气血流注大肠经，大肠经当令。《黄帝内经》中说："大肠者，传道之官，变化出焉。""传道之官"就是"运输队长"，专门负责运输我们体内的糟粕。卯时排便后再喝一杯白开水，就如同清洗了一次肠道。

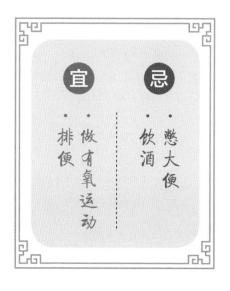

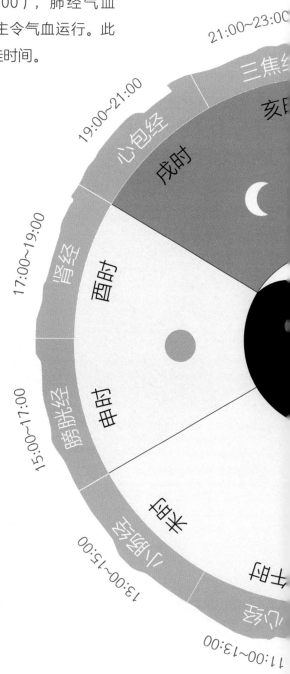

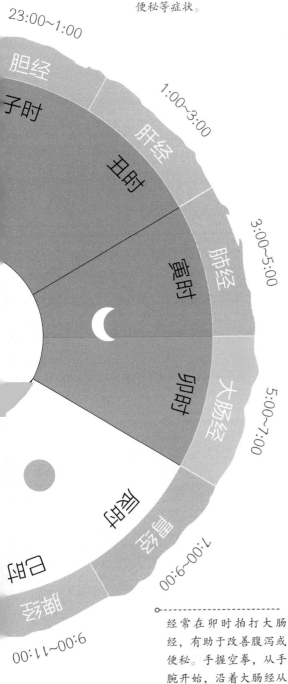

如果大肠经不通畅，就会出现牙痛、头痛、皮肤过敏、腹胀、腹痛、泄泻、便秘等症状。

经常在卯时拍打大肠经，有助于改善腹泻或便秘。手握空拳，从手腕开始，沿着大肠经从下往上敲打。

养护大肠经这样做

平时早睡早起，按时排便；饮食清淡，忌大鱼大肉及辛辣刺激性食物，多吃富含膳食纤维的蔬菜和粗粮。

运动
跳绳、太极拳、散步等。

水果
苹果、香蕉、葡萄等。

蔬菜
白萝卜、绿豆芽、芹菜等。

茶饮
红茶、大麦茶、柚子茶等。

穴位
商阳、合谷、阳溪等。

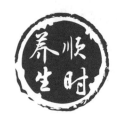

辰时：胃经当令，食用早餐正当时

辰时（7:00~9:00），大肠经气血逐渐衰弱，胃经主令气血运行，此时吃早饭比较容易消化。

胃经当令

辰时，气血流注胃经，胃经当令。此时肠胃的消化吸收能力比较强，但是此时人体胃肠功能尚未完全活跃，应选择食用稀粥、麦片等易消化的食物，不宜食用高热量、高脂肪类食物，以免引起胃热，出现嘴唇干裂、唇疮等问题。

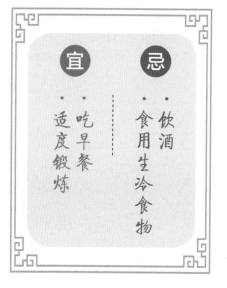

宜
- 吃早餐
- 适度锻炼

忌
- 饮酒
- 食用生冷食物

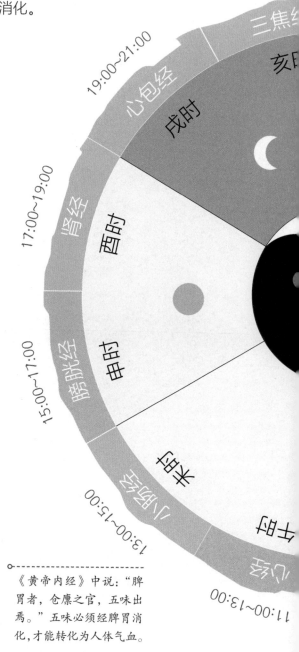

《黄帝内经》中说："脾胃者，仓廪之官，五味出焉。"五味必须经脾胃消化，才能转化为人体气血。

许多年轻人喜欢喝冷饮，即使是早晨也不例外，这样不仅会造成胃寒，久而久之还会使胃的机能受损，引发疾病。

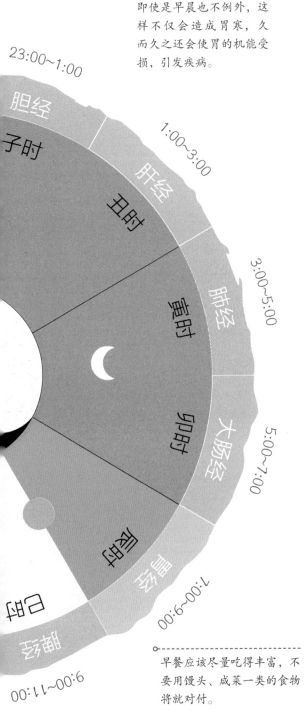

23:00~1:00

胆经

子时

1:00~3:00

肝经

丑时

3:00~5:00

肺经

寅时

5:00~7:00

大肠经

卯时

7:00~9:00

胃经

辰时

胆经

巳时

9:00~11:00

早餐应该尽量吃得丰富，不要用馒头、咸菜一类的食物将就对付。

养胃这样做

平时应做到三餐饮食规律，减少辛辣刺激性食物的摄入，做到营养均衡充足，忌暴饮暴食，同时还应保持心情舒畅。

 运动
乒乓球、散步、太极拳等。

 水果
苹果、桃子、木瓜、香蕉等。

 蔬菜
胡萝卜、土豆、四季豆等。

 茶饮
丁香茶、大麦茶、红茶等。

 穴位
足三里、气舍、天枢、梁丘、丰隆等。

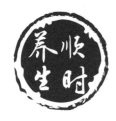
养顺生时

巳时：脾经当令，工作学习黄金期

巳时（9:00~11:00），胃经气血逐渐衰弱，脾经主令气血运行。此时脾土的阳气蒸腾，人体精神焕发。

脾经当令

巳时，气血流注脾经，脾经当令。人在辰时吃过早饭后，胃里的食物经消化吸收，化生为精微物质，并被输送到身体的各个部位，人体便能充满活力。此时，适合从事复杂的脑力劳动或锻炼身体。

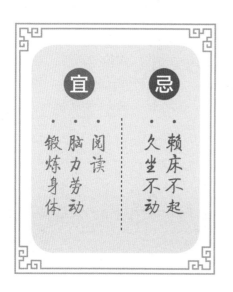

宜

阅读
脑力劳动
锻炼身体

忌

赖床不起
久坐不动

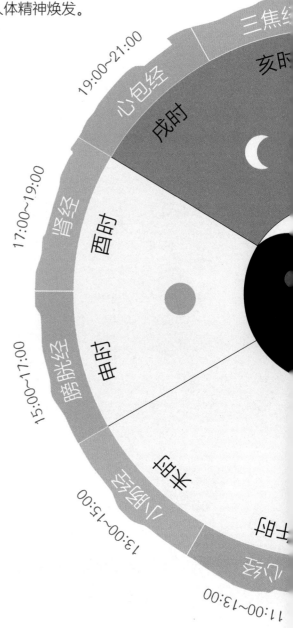

21:00~23:00
三焦经
19:00~21:00
亥时
心包经
戌时
17:00~19:00
肾经
酉时
膀胱经
申时
15:00~17:00
未时
小肠经
13:00~15:00
午时
心经
11:00~13:00

《黄帝内经》中说："思伤脾。"思虑过度会导致脾胃运化失常，从而影响食物的消化吸收。

23:00~1:00

胆经

子时

1:00~3:00

肝经

丑时

寅时

肺经

3:00~5:00

卯时

大肠经

5:00~7:00

辰时

胃经

7:00~9:00

巳时

脾经

9:00~11:00

脾经不通畅，会导致胃痛、腹痛、胸胁痛、呕吐、便秘等症状。

养护脾经这样做

平时饮食宜规律，忌暴饮暴食，少吃辛辣、肥腻的食物；多参加体育锻炼。

运动

瑜伽、八段锦、跑步等。

水果

红枣、苹果、甘蔗等。

蔬菜

山药、黑木耳、南瓜等。

茶饮

陈皮茶、荷叶茶、炒山楂茶等。

穴位

阴陵泉、足三里、公孙、太白、脾俞等。

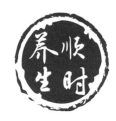

午时：心经当令，心主神明当小憩

午时（11:00~13:00），脾经气血逐渐衰弱，心经主令气血运行。午时阳气最盛，阴气初生，阴阳相交，是养生的关键时期。

心经当令

午时，气血流注心经，心经当令。此时小睡一会儿，能帮助身体恢复元气。心属火，很多失眠的情况都与心火过旺有关。每天坚持午睡，心火就会慢慢降下来。午睡也大有讲究，睡眠时间宜控制在 15 分钟至 1 小时之间。

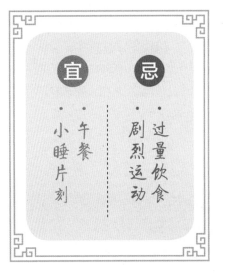

宜
- 午餐
- 小睡片刻

忌
- 过量饮食
- 剧烈运动

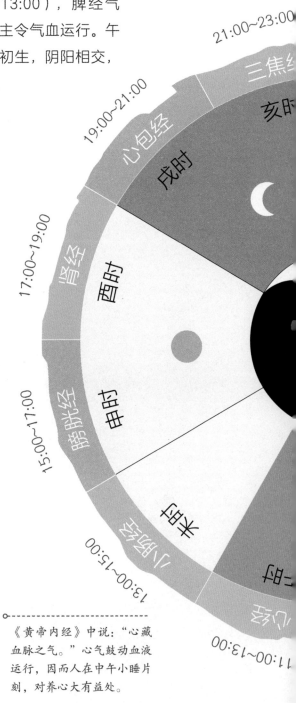

21:00~23:00

19:00~21:00

17:00~19:00

15:00~17:00

13:00~15:00

11:00~13:00

三焦经 亥时

心包经 戌时

肾经 酉时

膀胱经 申时

小肠经 未时

午时

《黄帝内经》中说："心藏血脉之气。"心气鼓动血液运行，因而人在中午小睡片刻，对养心大有益处。

《黄帝内经》中说："心者，君主之官也，神明出焉。"若心经通畅，则精神健旺、神清气爽。反之，则可能出现失眠、健忘、惊悸、癫狂等症状。

23:00~1:00

胆经

子时

1:00~3:00

肝经

丑时

3:00~5:00

肺经

寅时

5:00~7:00

大肠经

卯时

7:00~9:00

胃经

辰时

巳时

脾经

9:00~11:00

养心这样做

平时宜适量进食红枣桂圆八宝粥、百合银耳莲子羹等养心食物；忌辛辣、烟酒、咖啡等；宜适当参加体育锻炼；忌恼怒忧思、大喜大悲。

运动
太极拳、瑜伽、慢跑等。

水果
樱桃、苹果、桃子等。

蔬菜
西红柿、芹菜等。

茶饮
蒲公英茶、茉莉花茶、金银花茶等。

穴位
神门、合谷、内关、心俞等。

午时不宜剧烈运动，因为午时气温较高，剧烈运动容易使人出汗过多，耗伤心气、心阴。

午觉后再吃饭，会吃得更香，也更易消化。这是因为小睡后不仅心气充盛，胃气也得到了恢复。

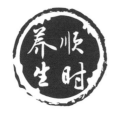

未时：小肠经当令，帮助消化喝点水

未时（13:00~15:00），心经气血逐渐衰弱，小肠经主令气血运行。此时是保养小肠经的关键时期，多饮水有助于小肠的消化吸收。

小肠经当令

未时，气血流注小肠经，小肠经当令。小肠的主要功能是吸收被脾胃腐熟后的食物精华，然后将其分配给各个脏器，因此午餐尽量在午时吃完，这样小肠经就可以高效地消化吸收食物的营养成分了。

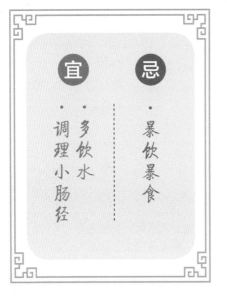

宜　忌

· 多饮水
· 调理小肠经

· 暴饮暴食

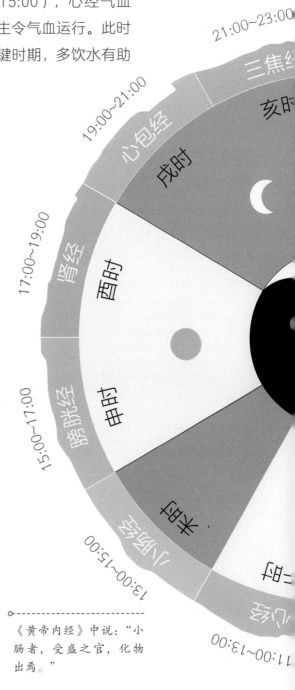

21:00~23:00

三焦经

亥时

19:00~21:00

心包经

戌时

17:00~19:00

肾经

酉时

申时

15:00~17:00

膀胱经

小肠经

13:00~15:00

未时

11:00~13:00

《黄帝内经》中说："小肠者，受盛之官，化物出焉。"

为保证未时小肠有充足的营养物质可以吸收，午饭除要吃饱，还应做到荤素搭配，营养均衡。

23:00~1:00

胆经

子时

1:00~3:00

肝经

丑时

3:00~5:00

肺经

寅时

5:00~7:00

大肠经

卯时

7:00~9:00

胃经

辰时

巳时

脾经

9:00~11:00

若小肠经堵塞，会出现颈部疼痛、头痛、耳鸣、腹痛、腹胀、腹泻、便秘等症状。

养护小肠这样做

饮食多样化是维护肠道健康的关键。建议多摄取富含纤维素的蔬菜、水果和全谷物，忌过多摄入油腻、高糖和加工食品。

运动

瑜伽、站桩、八段锦等。

水果

火龙果、香蕉、葡萄等。

蔬菜

芹菜、西蓝花、红薯等。

茶饮

大麦茶、蜂蜜茶、决明子茶等。

穴位

后溪、养老、曲垣、秉风、天宗等。

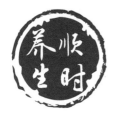

申时：膀胱经当令，多喝水、多排尿

申时（15:00~17:00），小肠经气血逐渐衰弱，膀胱经主令气血运行。此时是保养膀胱经的关键时期，多饮水有助于代谢废物随尿液排出。

膀胱经当令

申时，气血流注膀胱经，膀胱经当令。人体的精神和体力又进入另一个强盛阶段，此时多饮水能起到很好的排毒作用。

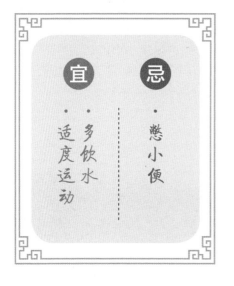

宜	忌
· 多饮水 · 适度运动	· 憋小便

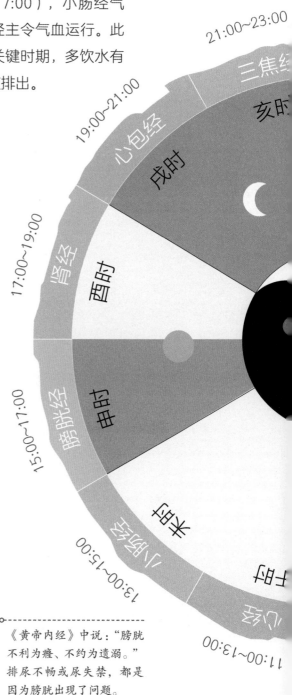

21:00~23:00
三焦经
19:00~21:00
心包经
戌时
亥时
17:00~19:00
肾经
酉时
15:00~17:00
膀胱经
申时
13:00~15:00
小肠经
未时
午时
11:00~13:00
心经

《黄帝内经》中说："膀胱不利为癃、不约为遗溺。"排尿不畅或尿失禁，都是因为膀胱出现了问题。

23:00~1:00

胆经

子时

1:00~3:00

肝经

丑时

3:00~5:00

肺经

寅时

5:00~7:00

卯时

大肠经

7:00~9:00

胃经

辰时

9:00~11:00

脾经

巳时

申时饮淡茶水或白开水最佳，啤酒、可乐等饮料不能起到帮助身体排毒的作用，反而会加重膀胱的负担。

膀胱经病变，会导致尿频、尿急、尿痛，或尿少、无尿等症状。

养护膀胱经这样做

平时多喝水，不要憋尿；均衡饮食，不可暴饮暴食；适当进行体育锻炼；不要进行重体力劳动。

运动
游泳、瑜伽、提肛等。

水果
西瓜、梨、橘子等。

蔬菜
冬瓜、丝瓜、苦瓜等。

茶饮
绿茶、薏米茶、菊花茶等。

穴位
涌泉、关元、中极、曲骨等。

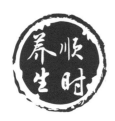

酉时：肾经当令，补肾养精两相宜

酉时（17:00~19:00），膀胱经气血逐渐衰弱，肾经主令气血运行。此时是补肾和保养肾经的关键时期。

肾经当令

酉时，气血流注肾经，肾经当令。肾为先天之本，主藏生殖之精和五脏六腑之精。故此时不可过劳，宜休养调整，以贮藏精华、调养肾脏。阳痿患者此时按摩肾经穴位，改善效果较为明显。

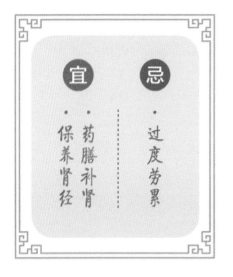

宜
· 药膳补肾
· 保养肾经

忌
· 过度劳累

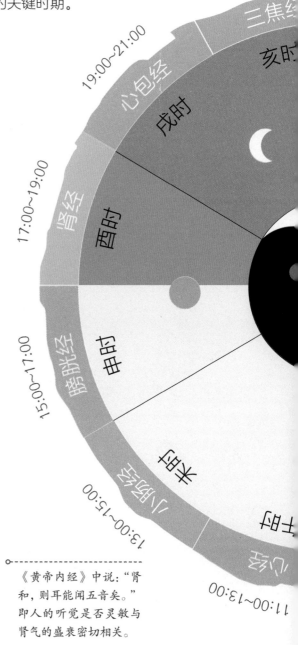

21:00~23:00
三焦经
亥时
19:00~21:00
心包经
戌时
17:00~19:00
肾经
酉时
15:00~17:00
膀胱经
申时
小肠经
未时
13:00~15:00
心经
午时
11:00~13:00
00~13:00

《黄帝内经》中说："肾和，则耳能闻五音矣。"即人的听觉是否灵敏与肾气的盛衰密切相关。

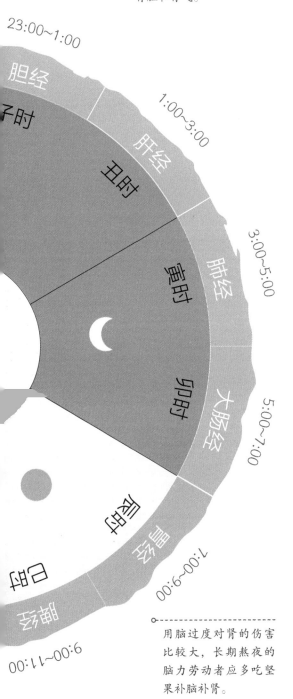

23:00~1:00

胆经

子时

1:00~3:00

肝经

丑时

3:00~5:00

肺经

寅时

5:00~7:00

大肠经

卯时

7:00~9:00

胃经

辰时

9:00~11:00

脾经

巳时

用脑过度对肾的伤害比较大，长期熬夜的脑力劳动者应多吃坚果补脑补肾。

养护肾经这样做

下班路上多做十趾抓地动作，既可锻炼足三阴经、足三阳经，又可刺激涌泉，是一举多得的补肾方法。

运动
站桩、深蹲、俯卧撑等。

水果
木瓜、桑葚等。

蔬菜
韭菜、山药、洋葱等。

茶饮
枸杞茶、莲子茶、虫草茶。

穴位
关元、太溪、涌泉、肾俞等。

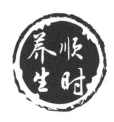

戌时：心包经当令，注意保持好情绪

戌时（19:00~21:00），肾经气血逐渐衰弱，心包经主令气血运行。此时是保养心包经的好时刻。

心包经当令

戌时，气血流经心包经，心包经当令。心包又称心包络，是心的外卫，有保护心脏的作用。心脏疾病患者可以在此时循经按摩心包经。此外，还应保持心情舒畅，给自己创造安然入眠的条件，如调暗灯光、听舒缓的音乐等。

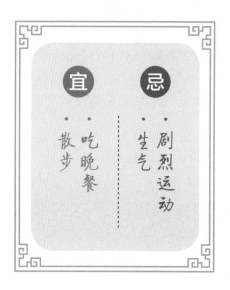

宜
- 散步
- 吃晚餐

忌
- 生气
- 剧烈运动

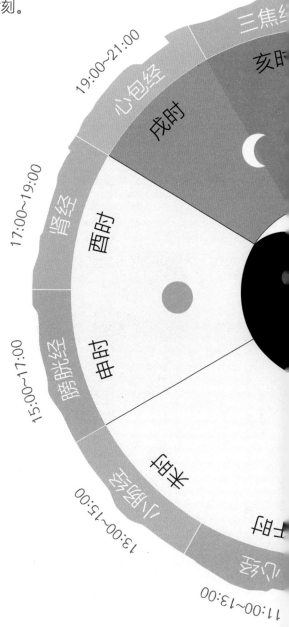

情绪问题和血液循环问题可以通过调理心包经来改善。

23:00~1:00

胆经

子时

1:00~3:00

肝经

丑时

寅时

肺经

3:00~5:00

卯时

大肠经

5:00~7:00

辰时

胃经

7:00~9:00

巳时

脾经

9:00~11:00

若心包经不通畅，会出现胸闷、胸痛、胃痛等不适，还会出现心悸、失眠、晕厥等症状。

养护心包经这样做

晚饭后散步时可轻轻拍打心包经上的穴位，注意拍打力度，每次拍打 3~5 分钟。

运动
游泳、跳绳、骑自行车等。

水果
蓝莓、苹果等。

蔬菜
芦笋、西蓝花、苋菜等。

茶饮
黑茶、党参茶、麦冬茶等。

穴位
劳宫、中冲、膻中等。

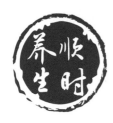

亥时：三焦经当令，温水泡脚助安眠

亥时（21:00~23:00），心包经气血逐渐衰弱，三焦经主令气血运行。三焦经是六气运行的终点，过了此时即为新一天的开始。

三焦经当令

亥时，气血流注三焦经，三焦经当令。人如果在亥时睡眠，百脉可得休养，对身体十分有益。

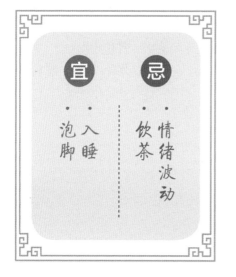

宜	忌
泡脚　入睡	饮茶　情绪波动

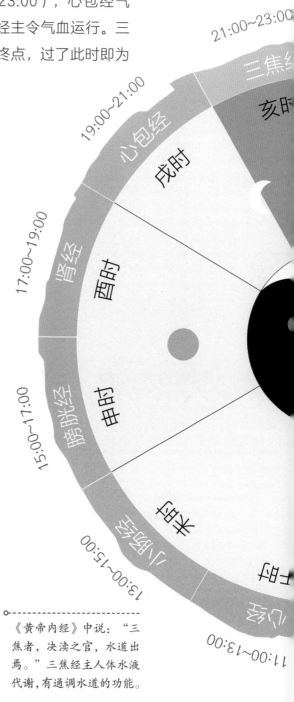

21:00~23:00
三焦经
亥时

19:00~21:00
心包经
戌时

17:00~19:00
肾经
酉时

15:00~17:00
膀胱经
申时

13:00~15:00
小肠经

11:00~13:00

《黄帝内经》中说："三焦者，决渎之官，水道出焉。"三焦经主人体水液代谢，有通调水道的功能。

养护三焦经这样做

每天晚上睡觉前，取站姿或坐姿，用左手从右手手指开始，沿胳膊外侧三焦经循行路线拍打。

运动

瑜伽、八段锦、太极拳等。

水果

椰子、无花果、菠萝等。

蔬菜

白菜、包菜、茼蒿等。

茶饮

玫瑰花茶、陈皮茶、茯苓茶等。

穴位

阳池、合谷、内关、涌泉等。

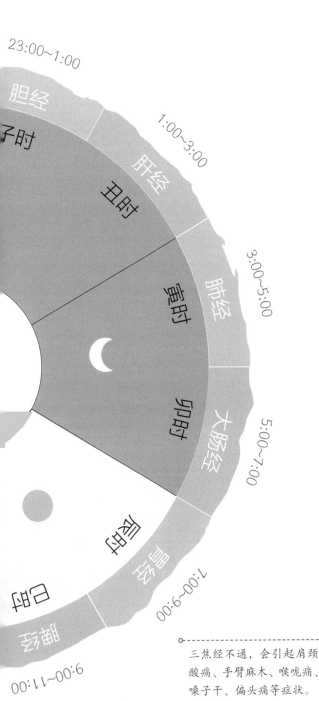

23:00~1:00
胆经
子时

1:00~3:00
肝经
丑时

3:00~5:00
肺经
寅时

5:00~7:00
大肠经
卯时

7:00~9:00
胃经
辰时

9:00~11:00
脾经
巳时

三焦经不通，会引起肩颈酸痛、手臂麻木、喉咙痛、嗓子干、偏头痛等症状。

二十四节气养生法

《黄帝内经》中说："春三月，此谓发陈。天地俱生，万物以荣。夜卧早起，广步于庭，被发缓形，以使志生。生而勿杀，予而勿夺，赏而勿罚。此春气之应，养生之道也。"

春主升发，重在养肝

春天万物生长，欣欣向荣，肝气也最旺盛。但是，肝气升发太过或是肝气郁结都容易损伤肝脏。春天养肝，首先要学会制怒，避免与他人发生不愉快的纷争；其次要多进行户外活动，保持乐观开朗的心态。

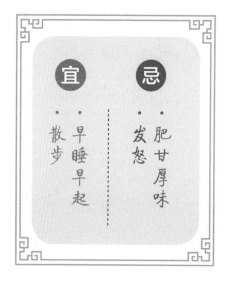

宜
- 早睡早起
- 散步

忌
- 肥甘厚味
- 发怒

古语有云："春捂秋冻，不生杂病。"预防春季常见病的主要方法之一就是做好保暖。

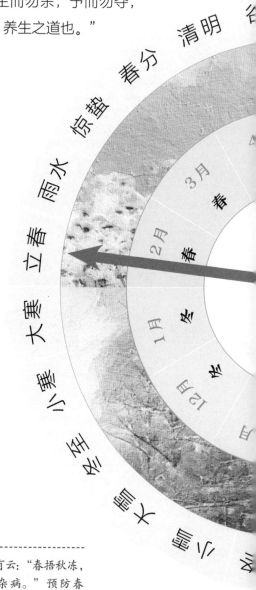

立春 雨水 惊蛰 春分 清明 谷

大寒 小寒 冬至 大雪 小雪

3月 春

2月 春

1月 冬

12月 冬

春季风邪起，避风如避箭

　　春季，人体阳气向外散发，风邪容易从皮毛入侵人体。身体出汗后，最好及时擦干。且无论在室内还是室外，都应该注意避开风口，尤其不要当风而卧。

运动
爬山、郊游、慢跑等。

水果
草莓、葡萄、牛油果等。

蔬菜
菠菜、春笋、胡萝卜等。

茶饮
桑叶茶、枸杞茶、菊花茶等。

穴位
太冲、三阴交、肝俞、足三里等。

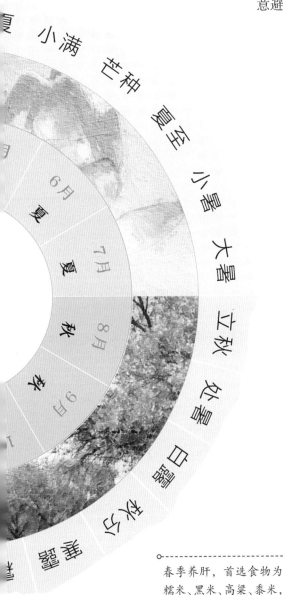

春季养肝，首选食物为糯米、黑米、高粱、黍米，还应搭配牛肉、猪肚、鱼等。

立春：春捂护阳气

立，有开始之意；春，表示万物开始焕发生气。立春标志着万物闭藏的冬季已过去，开始进入风和日暖、万物生长的春季。

宜早起晚睡

《黄帝内经》中提出，冬天人们应早睡晚起，立春过后就要调整为早起晚睡了。这里的晚睡，是适当地将入睡时间延后。早上起床后，不可急急忙忙出门劳作，应让身体放松一下，穿上舒适的衣服在户外散散步。

宜春捂，忌春冻

《黄帝内经》中说："虚邪贼风，避之有时。"立春时节，气温刚刚转暖，人体的调节功能远远跟不上天气的变化，此时稍不注意，风邪就会乘虚而入。因此，不可过早脱掉棉衣。民间有"二月休把棉衣撤，三月还有梨花雪"的谚语，说明春捂是非常有必要的。

保心之穴：肝俞、太冲

肝俞是肝的背俞穴，是养肝不可缺少的穴位。肝俞与太冲搭配，能够补肝阴，养肝柔肝。用艾条灸每个穴位15分钟左右，每日1次。

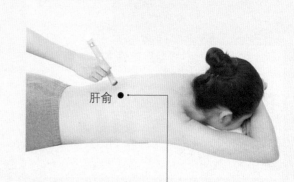

肝俞●

归经

肝俞 足太阳膀胱经

太冲 足厥阴肝经

还可用刮痧的方法刺激此穴。

2月3~5日

立春
早起晚睡
谨防风邪

宜食辛甘发散食物

《黄帝内经》中说："春夏养阳，秋冬养阴。"立春是人体阳气开始升发的时候，此时宜多吃一些具有辛甘发散性质的食物，如生姜、韭菜、洋葱、大葱、鲫鱼、鲤鱼等。具有酸涩收敛作用的食物，如乌梅、柠檬、李子等，应适当少吃一些。

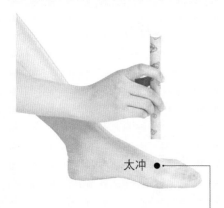

太冲 ●

注意不要烫伤皮肤。

立春习俗：咬春

咬春是立春的节气习俗之一，指在立春这天咬食春饼、萝卜等，取"咬得草根，百事可做"之意，兼有喜迎春季、祈盼丰收的意思。

春饼的制作方法非常简单：用开水将面和好，放盆里醒30分钟。将面团分成大小相等的剂子，然后擀成巴掌大小的薄饼，擀的时候两面刷油。锅烧热，放入春饼，待一面鼓起气泡后翻面，待另一面鼓起气泡后即可出锅。

最后，卷上调味酱（如甜面酱、炸肉酱）和各种时蔬即可食用。

雨水：健脾祛湿

雨水节气后，天气开始变暖，降水量增加，故取名"雨水"。

重点养护脾脏

雨水时节，湿气较重，要注意健脾祛湿，以防湿困脾胃。平时可多吃胡萝卜、山药、小米、糯米、黑米等。

雨水时节有三忌

忌冷水：尽管很多人认为用冷水洗脸可以保健，但在雨水时节，年老体弱者若用冷水洗脸、洗手，湿寒很容易侵入关节，导致关节酸痛。

忌剧烈运动：早春时节，人体阳气初生，尚不健旺，剧烈运动易使体内阳气消耗太过，从而使肝气失控，出现上火等情况。

忌情绪波动：雨水时节天气冷热无常，容易使人情绪波动。元代著名医家李东垣指出："凡怒念、悲思、恐惧，皆损元气。"所以，一定要保持心境的平和，以护卫心气。

保健穴位：中脘、气海

任何原因引起的脾胃虚弱、运化失调，均可取中脘进行调理。气海具有化湿理气的功效。用艾条灸每个穴位15分钟左右，每日1次。

归经

中脘 任脉
气海 任脉

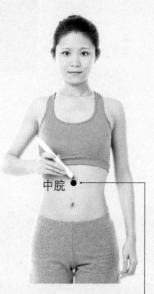

中脘

也可以用按摩手法刺激穴位。

2月18~20日

雨水
健脾祛湿
忌情绪波动

吃豆苗清热祛火

豆苗性凉微寒，具有清热祛火的功效。雨水时节，豌豆在春风春雨的滋润下吐出新芽。豌豆苗是豌豆的嫩茎叶，含有丰富的营养元素，具有抗菌消炎、增强新陈代谢的作用，适合焯水凉拌或做汤食用，是初春不可错过的一道时令菜。

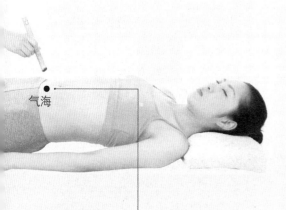

气海

有补肾固精、补脾理气的功效。

多食粥以养脾胃

粥以米为主，以水为辅，水米交融，易于消化吸收，而且能补脾养胃、去浊生清，故被古人誉为"天下第一补人之物"。雨水节气，寒湿交迫，极易损伤脾胃，出现食欲不振、消化不良、腹泻等症状，因此可适当喝粥以养脾胃。

《备急千金要方》中记载，春时宜食粥，有三方。一曰地黄粥，以补虚。取地黄捣汁，待粥半熟，以下汁，复用棉包花椒五十粒、生姜一片同煮，粥熟，去棉包，再下熟羊肾一具，碎切成条，如韭叶大，加少许食盐食之。二曰防风粥，以去四肢风。取防风一大份，煎汤煮粥。三曰紫苏粥，取紫苏炒至微黄，煎汤汁作粥。

除以上三款粥，还可常食扁豆红枣粥、山药粥、栗子桂圆粥等。

惊蛰：防毒蛇害虫

蛰，指昆虫入冬藏伏土中，惊蛰即天上的春雷惊醒蛰虫。惊蛰时节，气温进一步升高，春雨滂沱，春雷滚滚，大自然呈现出一片欣欣向荣的景象。

3月5~6日

惊蛰
春雷滚滚
惊醒蛰虫

人以水谷为本，故人绝水谷则死。

——《黄帝内经》

点香熏艾驱虫蛇

俗语道："春雷惊百虫。"惊蛰过后，春暖花开，毒蛇害虫都从冬天蛰伏的状态苏醒过来，开始出来觅食。古代习俗，惊蛰这一天，人人手持艾草、艾条、熏香，走遍家中四角，以艾烟驱赶蛇鼠害虫，同时祈祷消时疫、除霉运。

吃大葱预防流感

古语道："桃花开，瘟疫来。"惊蛰过后，气温进一步升高，病毒传播风险增加，微生物也开始大量滋生，加上天气乍热乍冷，人体适应力不足，易患各种春季流行病。此时，常吃大葱有助于通阳活血、发汗解表，预防流行性感冒等春季流行病。

赏桃花疏解肝气

每个节气都有三候，每候都有花信。惊蛰初候的花信是桃花。惊蛰时节，桃花正值盛期，此时可远足踏青欣赏桃花，既能活动筋骨，又能疏发肝气。

肝火太旺，找行间

行间是足厥阴肝经的经穴，在足背部第一、第二趾之间连接处的缝纹头处。正所谓"肝火旺，找行间"，春天肝火太旺会引起头痛、两肋胀痛、口苦、目赤、失眠等症状，按摩行间可以起到非常好的清热泻火作用。

力度要适中。

行间

惊蛰习俗：吃梨

在古人的观念中，惊蛰吃梨，寓意与毒蛇、害虫等分离，取远离疾病之意。

仲春二月，气温多变，天气依旧处于乍寒乍暖之际。人体的气血经过一冬的蛰伏，此时尚未完全适应这种急剧的气候变化，容易影响肝气的升发，出现上火症状，比如口干舌燥、大便干结等。

梨无论是生食、蒸食、榨汁，还是煮水饮用，都有清热养阴、利咽生津的功效。惊蛰吃梨不仅具有清热祛火的作用，同时还被赋予远离疾病的美好愿望，久而久之就变成了一种风俗。

春分：阴阳平衡

春分，于每年公历3月19~22日交节。"分"有两个含义，
一是季节平分，二是昼夜平分。春分时节养生，宜注意阴
阳平衡。

春分时节，骤然变化的气候容易导致人体阴阳平衡失调，肝阳上亢，从而诱发多种心脑血管疾病，如高血压、心脏病、脑卒中等。因此，中老年人应根据天气变化增减衣物，不可暴饮暴食，培养乐观开朗的心态，遇事不要发怒。

饮食忌大寒大热之物

春分这一天昼夜平分，阴阳二气平衡，因此是调整人体阴阳、恢复机体功能、调和气血的重要时机。人体阴阳失衡的外在表现就是"寒"或"热"，因此春分时节，不宜食用大寒大热之物，应讲求平和，进而使身体达到阴阳平衡。

饮食宜忌
宜
·胡萝卜　·菠菜　·白萝卜　·韭菜
忌
·过咸之物　·生冷瓜果　·燥热之物

重点提示
在烹调虾、蟹等寒性食物时，适当添加葱、姜等热性调料，即可达到寒热调和、阴阳平衡的目的。

夫邪之生也，或生于阴，或生于阳。其生于阳者，得之风雨寒暑；其生于阴者，得之饮食居处，阴阳喜怒。——《黄帝内经·素问·调经论》

韭菜有补肾壮阳、
润肠通便的功效。

生活起居养生

春分时节，气温变化较大，雨水较多，此时要注意及时增减衣被，"勿极寒，勿太热"，穿衣可下厚上薄，注意下肢及脚部保暖。

起居宜忌
宜
·开窗通风 ·户外运动 ·春捂
忌
·大喜大悲 ·久坐不动

重点提示

春分时节，气候日渐转暖，人会感到困倦疲乏、昏昏欲睡，这就是"春困"。从中医角度说，春困是一种气血内虚的表现，此时不妨选择慢跑、室内游泳、放风筝、踢毽子等运动强度适中的活动以缓解春困。

经络养生

春分时节，许多人肝气偏旺，易出现眩晕、头痛、失眠、血压升高等症状，此时可以通过艾灸、按摩等方法来扶阳补虚，达到防病养生的目的。

古法调摄
主要穴位
·风池 ·风市 ·太冲 ·合谷
传统疗法
·按摩 ·艾灸

重点提示

头部为诸阳之会，是百脉汇聚之处。春分时节，人体的阳气向上、向外升发，聚集于头部。此时应注重头部经络的保养，每天早晨梳头100~200下，有助于头部气血通畅，更好地升发阳气。

清明：远足踏青

清明，取"气清景明、万物皆显"之意。此时，大自然呈现出春和景明之象，正是扫墓祭祖、郊游踏青的好时节。

踏青、放风筝

清明前后，阳光明媚，草木生长，百花绽放，自然界呈现一派生机勃勃的景象。此时，正是郊游踏青的大好时光，可以在空旷的地方放风筝，同时晒晒太阳，对身体大有裨益。不仅能锻炼身体，还有助于放松心情。

远离各类发物

清明时节，不宜食用发物。何为发物？就是吃了会引发某些宿疾的食物。对于不同体质的人，发物不尽相同：患有皮肤瘙痒的人不宜吃韭菜、香椿、香菇、香菜等食物；患有荨麻疹、过敏性哮喘的人不宜吃海鲜；患有呼吸系统疾病的人不宜吃羊肉、牛肉等。

保健穴位：液门、关冲

液门有清热散风、通络止痛的功效；关冲有清利喉舌、泻热开窍的功效。用艾条灸每个穴位15分钟左右，每日1次。

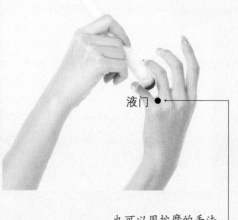

液门●

归经

液门 手少阳三焦经
关冲 手少阳三焦经

也可以用按摩的手法刺激该穴。

4月4~6日

清明
花粉飞扬
谨防过敏

预防花粉、尘螨过敏

清明时节，百花盛开，空气中花粉、尘螨逐渐增多，极易诱发过敏性鼻炎和哮喘。因此，鼻炎患者及有过敏性哮喘史的人应尽量减少外出，必须外出时应戴好口罩。如果对尘螨过敏，家中应保持通风，常晒被褥。清洗床单时，用50℃以上的热水浸泡10分钟以上，可杀死大部分尘螨。

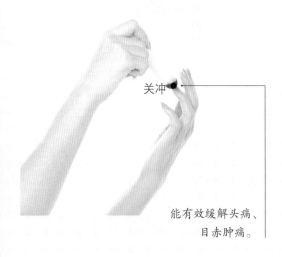

关冲

能有效缓解头痛、
目赤肿痛。

吃青团祛风除湿

清明节，江南地区有吃青团祭祖的习俗。将浆麦草捣烂，研磨取汁，与糯米粉混合均匀，然后在粉团中间包入各种馅儿，蒸熟之后就是青团了。清明节吃青团，既体现了祭祖的文化内涵，又有祛风除湿的功效，可谓一举两得。

青团馅料中加入山楂、竹笋、马兰头等食材，有助于消化吸收。冷青团必须加热后食用，因为糯米冷却后容易反生，不利于消化。

青团虽好，但不能贪食，特别是胰腺炎、胆囊炎、胃炎、胆结石、糖尿病患者不宜食用。

谷雨：清热健脾

谷雨，取"雨生百谷"之意，是春季的最后一个节气。此时，田中秧苗初插、作物新种，降雨量充足而及时，谷类作物茁壮成长。

"吃春"健脾理气

谷雨前后，香椿醇香爽口，营养价值高，十分鲜嫩，有"雨前椿芽嫩如丝"之说。人们把谷雨前后采摘、食用香椿称作"吃春"。香椿含丰富的蛋白质、胡萝卜素和维生素 C，具有健脾理气、止泻润肤等多种功效。

喝谷雨茶清火

江南地区有在谷雨这天喝"谷雨茶"的习俗。谷雨茶也称"雨前茶"，是用谷雨这天采的新鲜茶叶制成的，而且茶叶要在上午采摘。谷雨茶色泽翠绿，叶质柔软，富含多种维生素和氨基酸，香气宜人。

保健穴位：丝竹空、间使

丝竹空有疏风清热、清利头目的功效；间使有理气通络、宽胸和胃的功效。用指腹按摩每个穴位 3 分钟左右，每日 1 次。

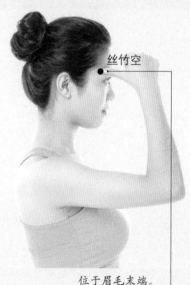

丝竹空

位于眉毛末端。

归经

丝竹空 手少阳三焦经

间使 手厥阴心包经

4 月 19~21 日

谷雨
吃香椿
喝谷雨茶

古人认为，谷雨这天喝新茶，可辟邪、清火、明目。所以，谷雨这天，无论天气如何，有茶园的人家都会采一些新茶回来喝。

多吃健脾祛湿的食物

《黄帝内经》中说："脾者土也，治中央，常以四时长四脏，各十八日寄治，不得独主于时也。"意思是说，脾在五行中属土，主管中央之位，旺于四时而滋养四脏。四季季末的十八日均由脾所主，并不是独旺一个季节。

谷雨是春季最后一个节气，正处于春季"季末十八日"，此时养生除了应养肝护肝，还需注意健运脾胃，过了谷雨便意味着春季过去了，夏季来临。夏季以炎热潮湿的天气为主，最易伤脾阳。因此，此时应根据个人体质，适当多吃一些健脾祛湿的食物，如黑豆、薏米、山药、鲫鱼等，为入夏打基础。

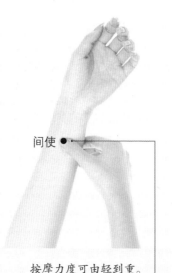

间使

按摩力度可由轻到重。

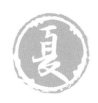

《黄帝内经》中提出："夏三月，此谓蕃秀。天地气交，万物华实。夜卧早起，无厌于日。使志无怒，使华英成秀。使气得泄，若所爱在外。此夏气之应，养长之道也。"

夏主生长，重在养心

夏季，最高气温可能在 39℃以上，为一年中阳气旺盛之时，故在五行中夏季属火。按照五行配五脏的原则，心为火，与夏相通。夏季的酷热易导致人体阳气外浮、心火躁动、心跳加速，故夏天养生重在养心。

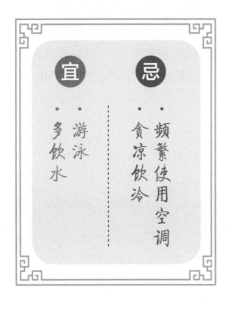

宜	忌
·游泳 ·多饮水	·频繁使用空调 ·贪凉饮冷

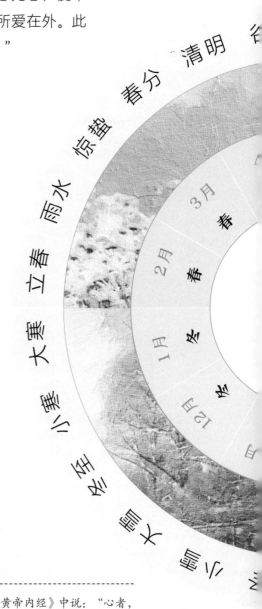

《黄帝内经》中说："心者，生之本，神之处也；其华在面，其充在血脉，为阳中之太阳，通于夏气。"

胸闷、心悸、心绞痛、自汗、盗汗等问题，都与心阳不足有关，可按摩或艾灸心俞进行缓解。

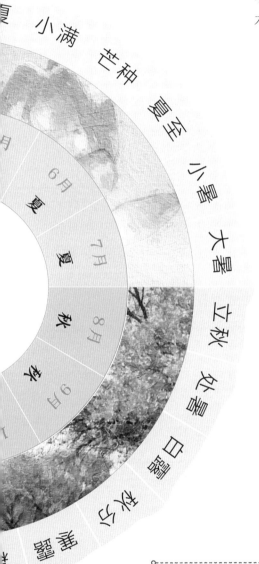

夏季避火邪，扶正气

夏季运动时，宜避开正午的高温。可在早、晚天气凉爽之时外出活动，运动强度不宜过大，可选择强度适中的运动，如林间散步、打太极拳等，以疏通肝木、宣泄心火、扶助正气。

运动

游泳、冲浪、瑜伽等。

水果

西瓜、樱桃、桃子等。

蔬菜

苦瓜、黄瓜、西红柿等。

茶饮

金银花茶、枸杞菊花茶、桑叶茶、绿茶等。

穴位

肺俞、足三里、关元等。

吃过于寒凉的食物，长时间待在温度过低的空调房内，都会损伤体内的阳气。

西瓜可消暑热、解烦渴。发热、口渴、多汗、烦躁、少尿等热证者，都可以通过食用西瓜来缓解。

立夏：调心养阳

立，是建立、开始的意思；夏，原意为"大"。春天播种的农作物幼苗此时已经长大，故得名"立夏"。立夏标志着农作物进入旺盛生长的季节。

养阳重在养心

立夏过后的饮食原则是养阳，养阳重在养心，养心可多喝牛奶，多吃豆制品、瘦肉等，既能补充营养，又能起到强心的作用。

晚睡早起，适当午睡

立夏时节，白天变长，夜晚变短。阳气盛于外，阴气虚伏于内。人们应晚睡早起，以利阳气的外泄。由于夜晚时间变短，容易睡眠不足，因此，白天宜适当午睡，这样有利于养护体内的阴气。阴气充盈，也有利于心阳的升发。

保健穴位：神门、极泉

神门具有养心安神的功效；极泉有宽胸理气的作用。用指腹按摩神门、极泉各3分钟。

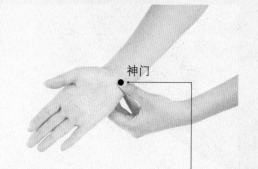

神门

神门是养心的
重要穴位。

归经

神门 手少阴心经
极泉 手少阴心经

5月5~7日

立夏
晚睡早起
适当午睡

忌坐石阶、门槛

立夏日，民间有忌坐石阶、门槛之说，尤其是孩童。夏季雨水多，湿度大，石阶、门槛被太阳一晒，温度升高，就会向外散发潮气，加上此时人体的毛孔处于舒张的状态，如果在上面久坐，寒湿之邪便会入侵人体，给身体带来伤害。

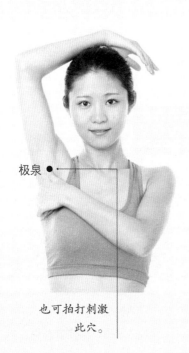

极泉

也可拍打刺激
此穴。

立夏吃喝有讲究

饮食宜清淡：立夏过后，温度逐渐攀升，人们难免烦躁上火，食欲也会有所下降。此时，饮食宜清淡，应以易消化、富含维生素的食物为主，大鱼大肉和油腻辛辣的食物要少吃。

多吃稀食：早晨吃点稀食，有消暑养胃的功效，如豆腐脑就是营养价值较高的稀食。午餐可以喝点营养汤，晚餐可以喝点荷叶粥或绿豆粥，二者都有消暑止渴、清热解毒的功效。

吃鸡蛋，防疰夏：立夏之后，地湿上蒸，人感受暑热之气往往会乏力倦怠、眩晕心烦、食欲减退，以致逐渐消瘦，这就是疰夏。鸡蛋具有滋阴润燥、养血益气、清热安神的功效，每天早餐吃一个鸡蛋可以预防疰夏，如煮鸡蛋、鸡蛋羹等都是不错的选择。

小满：清热祛湿

小满，含义有二：一指南方地区雨水充沛；二指北方地区小麦开始灌浆，日渐饱满。满而不溢，因此称作"小满"。

起居养生注意保暖

小满过后气温明显升高，雨量增多，但早晚仍然较凉，降雨后气温下降更明显，因此要注意适时添加衣服。尤其是晚上，睡觉时要注意保暖，避免着凉。

忌甘腻助湿食物

小满前后是湿疹高发期，饮食调养宜以清淡素食为主，忌食甘腻助湿的食物。可常吃清利湿热、滋阴养阴的食物，如赤小豆、薏米、绿豆、冬瓜、黄瓜、西瓜、芹菜等。

保健穴位：太白、血海

太白具有疏肝理脾的功效；血海具有健脾化湿的功效。按摩太白3~5分钟，艾灸血海15分钟，每天1次。

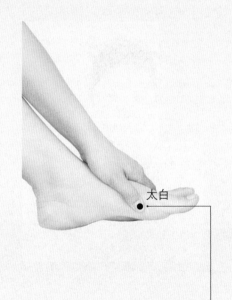

太白

归经

太白　足太阴脾经
血海　足太阴脾经

两侧穴位都要按摩。

5 月 20~22 日

小满
易生湿热
忌甘腻食物

避免情绪焦躁

小满时天气逐渐炎热，人们也易感到烦躁不安，此时要调适心情，可以选择绘画、书法、下棋、种花、散步等比较安静平缓的活动，有利于调养心境，避免不良情绪积压。

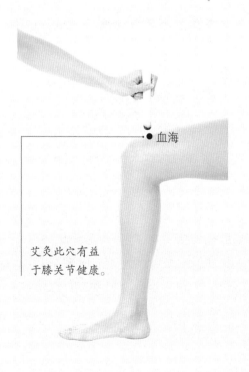

血海

艾灸此穴有益于膝关节健康。

食苦菜，降火气

食苦菜是小满的风俗之一。《周书》中说："小满之日苦菜秀。"小满前后是苦菜生长旺盛的时节，也是食用苦菜的较佳时节。

《神农本草经》记载苦菜："久服安心益气，聪察少卧，轻身耐老。"苦菜虽苦，却有很高的养生和药用价值，它具有清热解毒、凉血止血、敛疮排脓的功效，古人多用它治疗热证，还常用它醒酒。

夏季在五行中属火，对应的人体脏器是心，而五味中的苦恰好入心，因此说吃点"苦"能降身体里的"火"。火气降下来，人自然就神清气爽、身体健康。

芒种：适宜清补

芒种，于每年公历 6 月 5~7 日交节。此时气温显著升高，
雨量充沛，空气湿度大，适宜种植晚稻等谷类作物，过了
此时再种植易产量不佳，故称"芒种"。

历代养生家都认为，芒种时节是清补的最佳时节之一。此时天气渐渐炎热，人体新陈代谢日益旺盛，出汗多，汗多则耗气伤津。因此，宜吃一些有祛暑生津功效的食物以补充人体的消耗，如乌梅、西红柿、黄瓜、西瓜等。

饮食调理

芒种时节，暑湿之气会影响人体健康，吃些凉性食物有利于生津止渴、清热泻火、排毒通便。另外，此时也是肠道疾病多发季节，宜吃些大蒜消毒杀菌。

饮食宜忌

宜
·绿豆 ·丝瓜 ·苦瓜 ·黄瓜 ·芹菜
·大蒜 ·绿茶

忌
·生冷 ·油腻 ·辛辣

重点提示

芒种时节宜吃绿豆和丝瓜。绿豆是药食两用的食材，有"食中佳品，济世之食谷"的美称，具有清热解暑的功效，可熬汤饮用。丝瓜具有清热祛暑的作用，且通经活络，为夏季应时蔬菜，对于心烦、水肿、小便不利者均有益处。

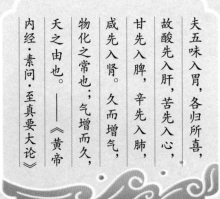

夫五味入胃，各归所喜，故酸先入肝，苦先入心，甘先入脾，辛先入肺，咸先入肾。久而增气，物化之常也；气增而久，天之由也。——《黄帝内经·素问·至真要大论》

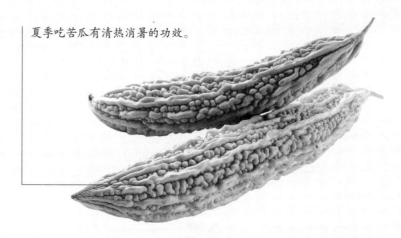

夏季吃苦瓜有清热消暑的功效。

生活起居养生

芒种过后，午时天热，人易出汗，此时宜勤洗澡，勤换衣衫，使皮肤舒张，发散暑热。但需注意，出汗后不可立即洗澡。出汗时可以散热，同时排出体内代谢废物，若出汗时洗澡，体内湿气不能排出，容易生痤疮等。《黄帝内经》有云："汗出见湿，乃生痤痱。"

起居宜忌

宜

·勤洗澡　·勤换衣

忌

·贪凉　·淋雨　·熬夜

重点提示

芒种时节人容易感到慵懒、疲劳、没精打采，午饭后小睡30分钟，有助于缓解疲劳、恢复体力。也可以在午间适当晒晒太阳，这样有利于气血运行、振奋阳气。

经络调理

芒种时节，心阳旺盛，加上气温高、出汗多，"汗为心之液"，心气受到扰动后身体易出现不适，此时可通过按摩或艾灸的方式予以调理。

古法调摄

主要穴位

·中脘　·极泉　·涌泉　·劳宫

·足三里　·丰隆

传统疗法

·按摩　·艾灸

重点提示

芒种时节是驱寒温胃的大好时机。用食指和中指指腹点按中脘1分钟，至局部有温热感为度，还可用艾条悬灸。经常刺激中脘可止胃痛、驱胃寒、养胃气。

夏至：护阳避火邪

至，意为"极点、极端"。夏至这天，太阳直射地面的位置到达一年中的最北端，直射北回归线。此时，北半球白昼时间达到全年最长，故称"夏至"。

6月20~22日

夏至
白昼最长
阳气最盛

五脏化液：心主汗。
——《黄帝内经》

祛暑补水有讲究

夏至时节，天气炎热，养生重在护阳避火邪，故宜补水祛暑。补水最好饮用温开水，宜少量、多次、慢饮。很多人喜欢喝冰水解暑，殊不知这样对身体非常不利。冰水直接进入胃肠道会使胃肠黏膜受到刺激，并引起腹痛和消化不良等症状。

夏至面清凉爽口

俗话说："冬至饺子夏至面。"夏至日，最不能缺少的时令饮食就是"夏至面"。夏至虽不是全年最热的时候，但表示炎热的夏天已经正式到来。注重养生的人们会从这天开始改变饮食结构，以热量低、便于制作、清凉爽口的食物为主，此时新麦已经上市，面条便成为大多数家庭的首选。

运动首选游泳和瑜伽

按照夏季养心的原则，夏至时节应避免汗流浃背，故较适宜的运动为游泳和瑜伽。

游泳：炎热的天气，尤其适合游泳，不仅可以降温解暑，还可以减重减脂、增强心肺功能。同时，身体接受阳光照射，也有利于促进维生素D的吸收。

瑜伽：夏至时节，气温高，湿度大，容易使人困倦乏力。此时，练习瑜伽可以帮助我们平息内心的烦躁。

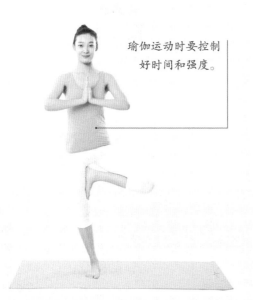

瑜伽运动时要控制好时间和强度。

预防中暑

夏至时节，气温高，湿度大，长时间在高温、潮湿的环境中活动，非常容易中暑。

先兆中暑者可能出现口渴、头痛、头昏、多汗、疲乏、虚弱等症状；轻症中暑者可能出现恶心、呕吐、心悸、脸色干红或苍白及体温升高等症状；重症中暑者可能出现意识模糊、惊厥或休克等症状。

一旦发现有人中暑，应立刻拨打"120"急救电话，然后进行力所能及的现场急救。如迅速将患者转移至通风阴凉处，尽快除去其全身衣物，用冷水或稀释的酒精帮患者擦身并持续扇风。也可用冰袋、冰块放在患者头部、颈部、腋窝或腹股沟等部位，帮助患者散热。

小暑：少动多静

暑，是"炎热"的意思。民间有"小暑大暑，上蒸下煮"之说。
小暑意为"小热"，指尚未热到极点。

少动多静，养心气

宜晚睡早起，合理安排午休时间；宜避高温，正午前后不宜露天活动或劳作；睡眠时不宜对着风扇直吹；有空调的房间，室内外温差不宜过大；夜晚不可露宿。这个时节最好坚持"少动多静"的原则，注意劳逸结合、平心静气，以养心阳。

头伏吃饺子

头伏吃饺子是我国北方地区传统习俗。夏至的第三个庚日开始进入伏天，头伏的尾巴恰在小暑之中。入伏以后，人们往往食欲不振，日渐消瘦，俗谓"苦夏"。而饺子正是开胃解馋的食物，故有"头伏饺子二伏面，三伏烙饼摊鸡蛋"的说法。

保健穴位：太乙、阴陵泉

太乙具有涤痰开窍、和中化滞的功效；阴陵泉具有清利湿热、健脾理气的功效。用指腹按揉每个穴位2~3分钟，每天1次。

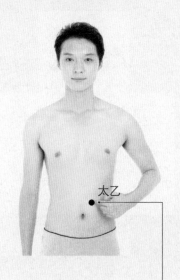

太乙

按揉力度不宜过大。

归经

太乙　足阳明胃经
阴陵泉　足太阴脾经

7月6~8日

小暑
暑热烦渴
常食荷叶粥

荷叶粥消暑减脂

荷叶具有清暑化湿、升发清阳、凉血止血的作用，夏季食用有利于缓解暑热烦渴，改善水肿。需准备的材料有：大米100克，荷叶1片，糖桂花适量。先将大米淘洗干净，用冷水浸泡半个小时后煮粥，待米粒半熟时，将清洗好的荷叶盖在粥上，继续用小火熬煮15分钟，去掉荷叶，用糖桂花调味即可。

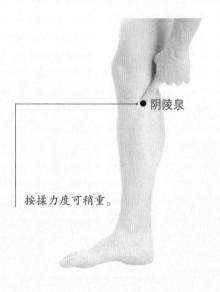

● 阴陵泉

按揉力度可稍重。

小暑时令珍品

莲藕凉血散瘀：莲藕有凉血散瘀、清热生津、止渴除烦、补脾开胃的功效。家常做法有姜汁香油拌藕片等。

茭白减肥利尿：茭白有解热毒、生津止渴、利尿除湿、减肥美容的功效。家常做法有五花肉炒茭白等。

桃肉养阴生津：桃肉具有养阴生津、润燥活血、缓解水肿的功效。桃肉中铁、钾含量较高，尤其适宜缺铁性贫血和水肿患者食用。

黄鳝赛过人参：黄鳝具有补中益气、养血固脱、温阳益脾、祛风通络等功效。小暑前后的黄鳝较为肥美，故民间有"小暑黄鳝赛过人参"的说法。家常做法有老黄瓜炖黄鳝等。

大暑：防暑祛湿

暑是"炎热"的意思，大暑，意指炎热至极。大暑节气正值"三伏天"的"中伏"前后，是一年中最热的时段。

饮伏茶防暑祛湿

伏茶，顾名思义，就是三伏天喝的茶。这种茶由金银花、夏枯草、甘草等十多味中草药煮制而成，具有防暑祛湿的作用。古时候，很多地方都有饮伏茶的习俗，人们还会在凉亭里放些伏茶，免费供来往路人饮用。

吃伏姜治老寒胃

晒伏姜的习俗流行于山西、河南等地。三伏天，人们把生姜切片或榨汁后与红糖搅拌在一起，装入坛中，蒙上纱布，置于太阳下暴晒。待姜汁与红糖充分融合后食用，对胃寒、伤风咳嗽等有奇效。

保健穴位：曲池、足三里

曲池具有清热解表、活血通络的功效；足三里有补中益气、燥湿健脾的功效。用艾条灸每穴 15 分钟，每天 1 次。

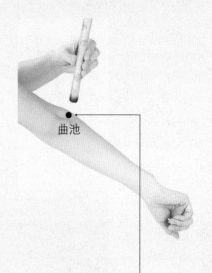

曲池

艾灸时注意不要
烫伤皮肤。

归经

曲池 手阳明大肠经
足三里 足阳明胃经

7月22~24日

大暑
冬病夏治
贴三伏贴

贴三伏贴治宿疾

许多人会选择在三伏天贴三伏贴。三伏贴可以借助三伏天的至阳之气，对机体进行扶正培本，从而改善容易在冬季复发或加重的疾病，如支气管哮喘、慢性支气管炎、肺气肿等呼吸系统疾病。

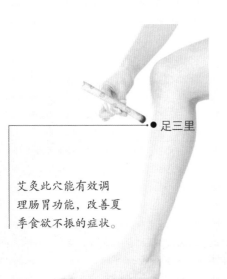

● 足三里

艾灸此穴能有效调理肠胃功能，改善夏季食欲不振的症状。

使用空调有讲究

高温天气在家避暑时，使用空调大有讲究：

1. 空调里往往藏有细菌等污染物，刚开空调时，应该打开门窗通风20分钟左右。

2. 风口朝上，让冷空气由上而下自然循环，制冷效果更佳。

3. "桑拿天" 时开启除湿功能，不用调低空调温度也可感觉到凉爽舒适。

4. 空调每开3小时，应开窗通风10分钟左右。

5. 不要频繁开关空调，否则易损坏空调。

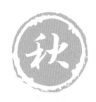

《黄帝内经》中记载："秋三月，此谓容平。天气以急，地气以明。早卧早起，与鸡俱兴。使志安宁，以缓秋刑。收敛神气，使秋气平。无外其志，使肺气清。此秋气之应，养收之道也。"

秋主收降，重在养肺

秋天，阳气渐收，阴气渐长。这时，我们应该顺应秋"收"之气，早睡早起，神志安定，以此来缓和秋天的肃杀之气，要收敛精气，不急不躁，使肺气保持清净，否则会损伤肺脏。

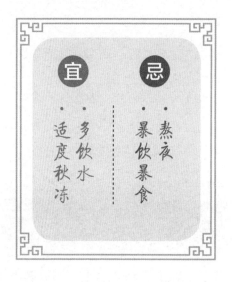

宜	忌
多饮水	熬夜
适度秋冻	暴饮暴食

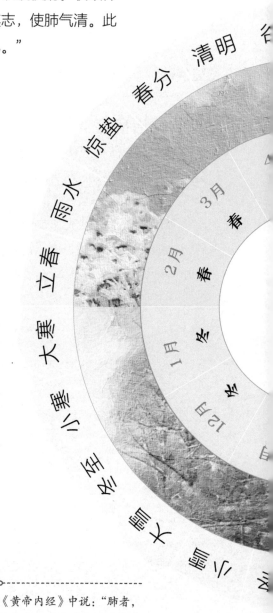

《黄帝内经》中说："肺者，气之本，魄之处也；其华在毛，其充在皮，为阳中之太阴，通于秋气。"

辛味入肺，易动肺气。秋季
过多食用辛燥食物，会造成
肺气偏旺，宣泄过度，以致
津液损伤。

秋季谨防燥邪伤肺

　　秋季，燥邪易侵犯人体，损伤人体津液，表现为口鼻干燥、咽干口渴、小便短少、大便干结等。预防秋燥要多喝水，也可吃一些润肺的食物，如梨、苹果、香蕉、山药、萝卜、鸭肉等。

运动
登山、慢跑等。

水果
梨、柚子、无花果等。

蔬菜
百合、白萝卜等。

茶饮
陈皮茶、菊花茶、决明子茶等。

穴位
鱼际、承浆、肺俞等。

小满 芒种 夏至 小暑 大暑 立秋 处暑 白露 秋分

6月 7月 8月 9月

夏 夏 秋

入秋以后，阴气转盛，阳气
渐弱，人往往喜静厌动，此
时易产生悲观、抑郁的情绪，
故需在情绪上加强调适。

立秋：谨防"秋老虎"

立，是"开始"之意；秋，意为禾谷成熟。从立秋开始，
阳气渐收，阴气渐盛，万物处于日渐内敛的状态。

秋后一伏热死人

立秋时节仍处在"三伏天"内，故民间有"秋后一伏热死人"的说法，并以"秋老虎"来形容这种燥热。因此，我们要密切关注天气预报，注意防暑降温。另外，因昼夜温差逐渐变大，夜间睡觉时，要注意适时添加衣被，腰和腹部应避免受凉。

宜"贴秋膘"

俗话说："一夏无病三分虚。"在炎热的夏天，人们的胃口普遍较差，不少人在夏末会瘦一圈。立秋过后，天气逐渐凉爽，胃口也渐渐恢复，正是"贴秋膘"的大好时候。"贴秋膘"是为过冬做能量储备，降低冬季寒冷侵袭对身体的损

保健穴位：中府、尺泽

中府具有宣肺理气、止咳平喘的功效；尺泽具有清肺止咳、和胃理气的功效。用艾条灸每穴15分钟，每天1次。

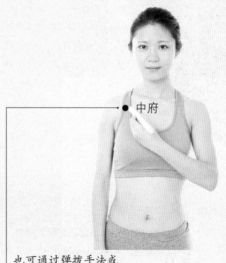

● 中府

也可通过弹拨手法或
刮痧手法进行刺激。

归经

中府 手太阴肺经
尺泽 手太阴肺经

8月7~9日

立秋
天气渐爽
宜"贴秋膘"

害。但是，很多人对"贴秋膘"的理解停留在多吃大鱼大肉上，其实并非如此。"贴秋膘"也要讲求营养均衡，应根据"秋燥伤肺"的特点多吃些滋阴润肺的食物，如莲藕、百合、山药、荸荠等。

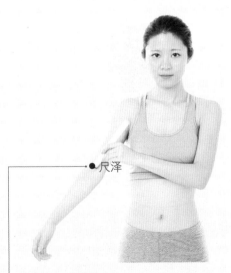

●尺泽

艾灸此穴对缓解咳嗽有一定的作用。

立秋进补禁忌

忌无病乱补：无病乱补，既增加经济负担，又伤身害己。例如，过量服用参茸类补品，不仅不能防病保健，还会引起头晕、口干、烦躁。

忌虚实不分：《黄帝内经》中预防及治疗疾病的原则是"虚者补之"。虚症又有阴虚、阳虚、气虚、血虚之分，因此宜在专业医师指导下对症补益，否则会适得其反。

忌"多多益善"：任何滋补品服用过量都是有害的。例如，过量服用阿胶、桂圆等滋补品，会引起消化不良、不思饮食等症状。

忌凡补必肉：肉类无疑是滋补品中的优质食材，但肉类不易消化吸收，对胃肠功能低下的老年人来说，反而会增加胃肠负担。

忌以药代食：重药物、轻食物的做法是不科学的。我们日常食用的核桃、花生、红枣、扁豆、莲藕等都是进补的佳品。

处暑：润肺防秋燥

处，本意为"止息、停留"。处暑，表示酷热难熬的天气接近尾声，暑气开始消退。

预防秋燥

秋燥是指人体在秋季因感受燥邪而引发的一系列不适症状或疾病，分为"温燥"和"凉燥"。前者见于初秋天气尚热或久晴无雨的时候，后者则见于深秋天气转凉之时。秋燥会导致阴津耗损，出现皮肤干燥和体液流失等症状，并易伤及人体肺部。

预防秋燥要多吃一些生津多汁的食物，如梨、银耳、百合、莲子、蜂蜜、芹菜等，这些食物不但有利于维生素的补充，还能够增加水分的摄入。另外，要尽可能少吃花椒、辣椒等辛热食物，更不宜吃烧烤食品，以免加重秋燥的症状。

保健穴位：大椎、风门

大椎具有解表散寒、清肺理气的功效；风门具有宣肺解表、祛风散邪的功效。艾灸每穴15分钟，每天1次。

归经

大椎 督脉
风门 足太阳膀胱经

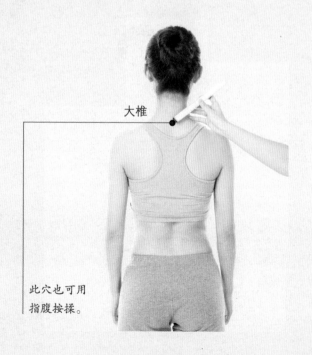

大椎

此穴也可用指腹按揉。

8月22~24日

处暑
燥邪肆虐
宜防秋燥

缓解秋乏

处暑过后，人体出汗明显减少，水盐代谢功能逐渐恢复平衡，机体进入生理休整阶段，易出现疲惫感，称作"秋乏"。解秋乏，要保证充足睡眠，早睡早起，避免熬夜。饮食宜清淡，多吃西红柿、茄子、土豆、葡萄和梨等食物。

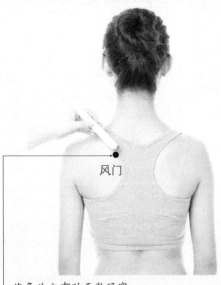

风门

艾灸此穴有助于散风寒，还有防治感冒的作用。

预防秋季腹泻

人体经过夏天酷暑的煎熬，胃肠功能会变得虚弱，进入秋天之后，机体一时无法适应早晚的温差变化，易出现胃肠功能失调。此时如遇饮食不卫生、熬夜、疲劳等情况，病菌就会乘机入侵，易导致秋季腹泻。

营养不良、贫血和体弱多病的婴幼儿更容易患秋季腹泻，而且病情严重，病程较长。成人也会感染秋季腹泻，但病情一般较轻，病程也比较短，一般2~3天即可痊愈。

预防秋季腹泻应做到：根据气温变化适时增减衣物，尤其要注意腹部保暖，特别是老年人、儿童以及其他抵抗力较差的人群，不要过分"秋冻"；勿暴饮暴食；不熬夜；不食生冷食物，不喝生水冷水；饭前便后勤洗手；外出旅游一定要注意饮食卫生。

白露：保暖防病

至此，暑天的闷热基本结束，天气渐渐转凉，寒生露凝。
古人以四时配五行，"秋属金，金色白，白者露之色"，
故名"白露"。

9月7~9日

白露
白色属金
注意养肺

肺主鼻。其在天为燥。
——《黄帝内经》

清露美容养颜

中国民间在白露节气有"收清露"的习俗。古代医典记载："秋露繁时，以盘收取，煎如饴，令人延年不饥。"又说："百草头上秋露，未晞时收取，愈百病，止消渴，令人身轻不饥，肌肉悦泽。"又说："百花上露，令人好颜色。"在古人看来，饮用或涂抹清露可以美容养颜，因此，收清露成为白露时节一种特别的"仪式"。

饮白露茶祛秋燥

白露茶，顾名思义，就是在白露时节采摘的茶叶。民间自古就有"春茶苦，夏茶涩。要喝茶，秋白露"的说法。茶树经过夏季的酷热煎熬，至白露前后，迎来了它的生长佳期。白露茶既不像春茶那样苦淡，也不像夏茶那样苦涩，而是多了一些甘醇绵柔的味道，故深受茶客喜爱。

白露保暖不露体

白露时节，暑气渐消，秋高气爽，丹桂飘香。此时正午尚热，但早晚天气凉爽，正午可穿短袖衣服，早晚则宜穿轻薄的长袖衣服。古谚有云："白露身不露。"早晚如果打赤膊，特别容易着凉。

泡脚搓耳补肾气

白露过后，天气开始转凉，有些人会出现四肢冰冷、畏寒、尿频等症状，其实这是肾气虚弱所致。泡脚可补肾气，每天用温水泡脚 15~20 分钟即可。耳朵上有密集的人体反射区，经常搓一搓可以起到养肾、补肾的功效。日常可用拇指和食指沿耳轮上下来回推摩，直到耳轮发热为止。

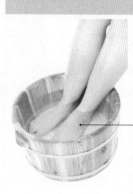

泡脚时还可加入适合自己的中药包。

秋冻并非人人皆宜

随着秋季的到来，气温逐渐降低，按照"春捂秋冻"的原则，我们应有意识地让身体冻一冻，提高人体的御寒能力，为进入漫长的严冬做准备。

正确的做法是，气温降低时逐渐增加衣服，不要一下子穿得太暖和。

秋冻一般以气温 15℃为标准。如果气温降到 15℃以下，且持续两周以上，就可以穿上初冬的衣服了。此外，秋冻并非人人皆宜，如体质较弱的老年人和儿童、心脑血管疾病患者、慢性支气管炎患者、哮喘患者和关节炎患者都不适合秋冻，应随时注意保暖。

秋分：增酸以强肝

秋分，于每年公历 9 月 22~24 日交节。秋分与春分一样，
一是季节平分，二是昼夜平分，故称"秋分"。秋分之后，
阴盛阳衰，蛰居的虫子开始堵塞门户以防寒。

《黄帝内经》中认为，进入秋季后，若肺气太盛会克肝木，故宜增酸以强肝木。此时可多摄取酸性食物，如苹果、橘子、山楂、猕猴桃等，可以刺激人体分泌更多的津液，从而达到降燥润肺的目的。

饮食调理

饮食调养方面，除宜增酸以强肝外，还应多喝水，多吃芝麻、核桃、糯米、蜂蜜、乳品、梨等温润的食物，可以起到滋阴润肺、养阴生津的作用。

饮食宜忌
宜
·贴秋膘 ·增酸少辛 ·进食甘润食物
忌
·暴饮暴食 ·生冷食品 ·盲目进补

重点提示
岭南地区，客家人有秋分吃秋菜的习俗。秋菜是一种野苋菜，多和鱼片一起制成"秋汤"食用。秋菜含有丰富的膳食纤维，可增强大肠蠕动，促进排泄，有助于防治高血压、冠心病、肥胖症、糖尿病、痔疮等。故民谚曰："秋汤灌脏，洗涤肝肠；阖家老少，平安健康。"

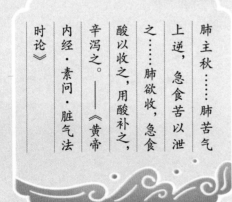

肺主秋……肺苦气上逆，急食苦以泄之……肺欲收，急食酸以收之，用酸补之，辛泻之。——《黄帝内经·素问·脏气法时论》

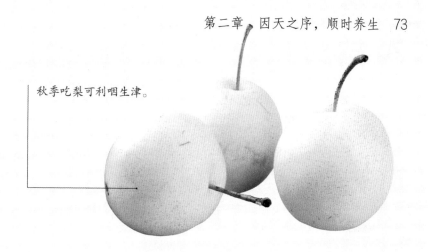

秋季吃梨可利咽生津。

生活起居调理

秋分时节，自然界的阳气由疏泄趋向收敛，此时应特别重视保养内守之阴气，睡眠应逐渐调整至早睡早起的状态以养肺气，并适当锻炼，以使肺气得到舒展。

起居宜忌
宜
·早睡早起　·适量运动　·登高远眺
忌
·熬夜　·剧烈运动

重点提示
秋分之前有暑热的余气，故多见温燥；秋分之后，阵阵秋风袭来，寒凉渐重，所以多见凉燥。预防凉燥，宜注重户外锻炼。

经络调理

秋分时节，天气逐渐转凉，此时易患呼吸道感染、胃肠病、风湿性关节炎等，按摩和艾灸可以扶助阳气，提高机体免疫力，起到防病保健的作用。

古法调摄
主要穴位
·肺俞　·大椎　·神阙　·关元　·中脘
传统疗法
·按摩　·艾灸

重点提示
肺俞有祛风散寒、理气止咳、宣肺清热的功效，经常艾灸肺俞，能有效改善肺功能，达到预防外感疾病的目的。

寒露：养肺护肾

与白露节气相比，此时气温下降了很多，"露气寒冷，将凝结也"，因而称为"寒露"。随着寒气一天天增长，万物也逐渐萧瑟沉寂。

寒露吃芝麻养肺护肾

民间有"寒露吃芝麻"的习俗。芝麻有黑、白两种，食用以白芝麻为好，补益药用则以黑芝麻为佳。芝麻有补肝肾、益精血、润肠燥的功效，广泛应用于各种食疗。

《神农本草经》《本草纲目》等医药学专著都对芝麻有很高的评价。古代医药学家陶弘景评价云："八谷之中，唯此为良。"民谚说："芝麻绿豆糕，吃了不长包。"这句话中的"包"，即痤疮，这是因为芝麻与绿豆搭配具有润肠排毒的作用。

时令蔬果：提子、山楂

提子果脆个大、甜酸适口，既可鲜食，又可榨汁饮用。用鲜山楂制作的冰糖葫芦有消食健胃、行气散瘀、化浊降脂的功效。

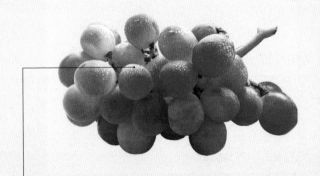

食用前外皮要清洗干净。

10月7~9日

寒露
阳消阴长
宜养肺护肾

饮菊花茶，喝菊花酒

菊花是寒露时节的代表性花卉。由于此时已近重阳节，许多地区便有了饮菊花茶、喝菊花酒的习俗。菊花味苦、甘，性微寒，归肺、肝二经，有散风清热、平肝明目的功效。饮菊花茶、喝菊花酒正好可以缓解秋补太过导致的胃火过盛和热毒淤积。

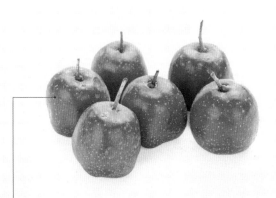

山楂不宜多食。

寒露宜服秋梨膏

秋梨膏是一道传统的药膳。它以秋梨为主料，配以生地、葛根、萝卜、麦冬、藕节、姜汁、贝母、蜂蜜等止咳祛痰、生津润肺、药食两用之原料精心熬制而成，临床上常用于治疗因热燥伤津所致的肺热烦渴、大便燥结、咳吐白痰、久咳咯血等呼吸道病症。

秋梨膏居家制作方法

原料：鸭梨6个，红枣80克，生姜20克，冰糖150克，蜂蜜80毫升。

步骤：1.将红枣洗净，对切去核；生姜去皮，切成细丝；鸭梨削去外皮，洗净，将擦板架在锅上，把鸭梨擦成梨蓉。

2.将红枣、姜丝、冰糖一起放入锅中，盖上锅盖，用小火煮约30分钟。

3.用漏勺捞起梨蓉、红枣、姜丝，只留梨汁，继续用小火熬约1小时，至梨浆浓稠后熄火放凉。

4.在梨浆中调入蜂蜜拌匀，装入罐中密封保存即可。

霜降：注意防寒

霜降，意为天气渐冷，地上霜华初现。霜降是秋季的最后一个节气，也意味着冬天即将到来。

宜登高远眺

深秋季节，大气中的浮尘和污染物较少，山林中空气新鲜。霜降时节，天空澄碧，层林尽染，登至高处，极目远眺，既可使肺功能得到锻炼，同时也可舒缓情绪，释放压力。

补冬不如补霜降

自古有"补冬不如补霜降"的说法。因此，霜降时节，北方民间有"煲羊肉""煲羊头""炖兔肉"的习俗。羊肉可暖中补虚、补中益气，治虚劳寒冷、五劳七伤。兔肉可补中益气、清热解毒。此外，在闽南地区，霜降这天也有"吃老鸭"的习俗。

时令蔬果：玉米、花生

玉米营养价值很高，可清热解毒、健脾养胃、美白通便；花生营养非常全面，将花生和小米洗净，煮粥食用，可健脾养胃、增进食欲。

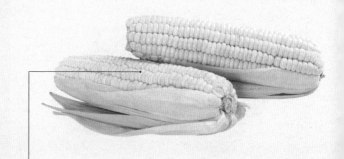

保存时不要剥掉外皮。

10月23~24日

霜降
清燥润肠
宜吃柿子

霜降到，吃柿子

有句民谚道："霜降到，吃柿子。"柿子一般在霜降前后完全成熟，这时候的柿子皮薄味美，营养价值很高。在秋天燥邪盛行之时，柿子与梨都是清燥火、润胃肠的优选食物。

栗子：养肾圣果

栗子有养胃、健脾、补肾、壮腰、强筋、活血、止血、消肿等功效。因此，栗子素有"干果之王""养肾圣果"的美称。

栗子可蒸、可煮、可炒、可生吃，还可制成栗干、栗粉、栗浆、栗酱、栗子羹、栗子糕、蜜饯、饼馅、酒酿、栗子罐头等；栗子做的菜肴有栗子鸡丁、栗子炖肉、栗子烧羊肉、红烧栗子鸡、清甜栗子汤等，均为秋冬之际的滋补佳品。

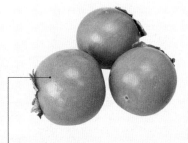

富含膳食纤维，能预防便秘。

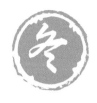

《黄帝内经》中说："冬三月，此谓闭藏。水冰地坼，无扰乎阳。早卧晚起，必待日光。使志若伏若匿，若有私意。若已有得，去寒就温。无泄皮肤，使气亟夺。此冬气之应，养藏之道也。"

冬主蛰藏，重在养肾

冬季，天地肃杀，万物蛰藏。人们应顺应冬"藏"之气早睡晚起。要少思少虑，使神志深藏于内。要注意保暖，不让皮肤开泄出汗，以防止阳气脱失，否则就会损伤肾脏。此外，饮食上宜少咸多苦。

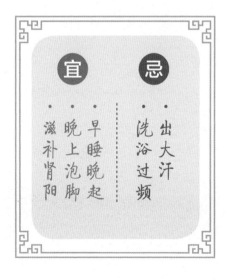

宜	忌
滋补肾阳 晚上泡脚 早睡晚起	洗浴过频 出大汗

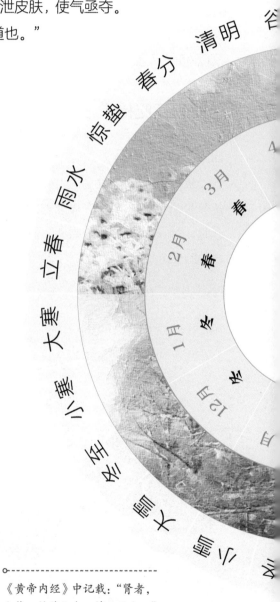

《黄帝内经》中记载："肾者，主蛰，封藏之本，精之处也。"

冬季是关节疼痛、脑卒中、冻疮等症多发的季节，预防的主要方法是固护阳气。应注意保暖，坚持锻炼，并适当滋补。

冬季养藏避寒，固护精气

冬至为阴阳转换的枢纽，此时阴气已达最盛，阳气开始萌发，可在冬至前后进食一些温补肾阳的热性食物，如羊肉等。

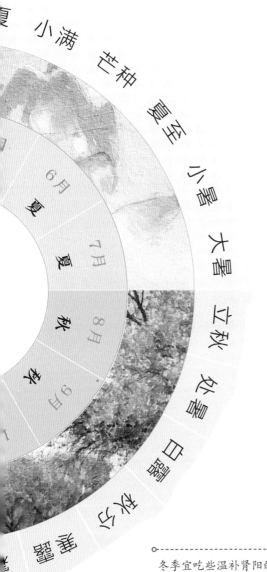

运动
滑雪、滑冰、跑步等。

水果
梨、柚子、无花果等。

蔬菜
包菜、萝卜、白菜等。

茶饮
红枣枸杞茶、蜂蜜柚子茶、葱白姜汁茶等。

穴位
肾俞、命门、涌泉、关元等。

冬季宜吃些温补肾阳的食物，可提高人体的耐寒能力。

适合冬季进补的食材有：糙米、黑豆、豌豆、羊肉、牛肉、猪腰、核桃、桂圆、栗子、芝麻等。

立冬：温补身体

立，意为"开始、建立"；冬，终也，指万物收藏的状态。立冬，意味着天地的生气开始闭蓄，万物进入休眠、收藏的状态。

立冬宜补冬

立冬这天，闽中有"补冬"的习俗。将山白芷根、盐肤木根、山苍子根、地稔根等剁成段，入锅熬煮成浓浓的草根汤，捞去渣滓，再加入鸡肉、鸭肉、兔肉或猪蹄、猪肚等熬煮一个小时即可。草根汤的配方多种多样，但都有补肾、健胃、强腰膝的功效。

宜多吃生葱

南京地区有句谚语："一日半根葱，入冬腿带风。"立冬后，南京人特别注意吃生葱，以抵御冬季的湿寒之气。葱性温，味辛，可发汗，使体内郁滞不通的寒气随着汗液排出。因此，人们常把"立冬嗖嗖疾病盘，大葱再辣嘴中盘"这句老话挂在嘴边。

时令佳品：羊肉、牛肉

羊肉性热，有益气补虚、温脾暖胃的功效，吃羊肉时可以搭配一些蔬菜；牛肉可以补脾益胃、补气养血、强筋壮骨，寒冬食牛肉，有暖胃作用，为寒冬补益佳品。

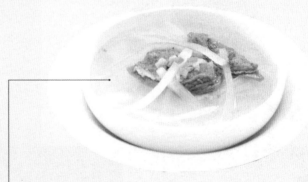

羊肉可与萝卜一起搭配煲汤。

11月7~8日

立冬
少咸多苦
阴阳平衡

宜少咸多苦

咸入肾，苦入心。立冬时节，应少食咸味，多吃苦味食物。因为冬季肾经当令，咸味食物吃多了会导致水液内停于体内。冬季气候寒冷，毛孔闭塞，热不得泄，易生内热，苦味食物可以清热，少咸多苦可维持体内平衡。

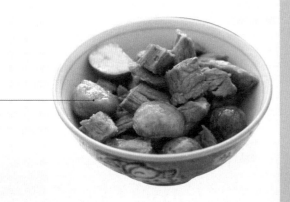

板栗烧牛肉健脾
益胃效果较好。

进补需因地制宜

我国民间素有"冬天进补，开春打虎"的说法。立冬时节，正是进补的大好时节。由于我国地域广阔，地理环境各异，人们的饮食和生活习惯大不相同。而且，同属冬令，西北地区与东南沿海、高原山区的气候也迥然有别。因此，冬令进补也需因地制宜。

西北地区冬季天气寒冷，宜进补大温大热之品，如牛肉、羊肉等；长江以南地区虽已入冬，但气候较西北地区要温和得多，进补应以清补甘温为主，如鸡、鸭、鱼类；高原山区，气候偏燥的地带，则应以甘润生津之品为宜，如银耳、山药等。另外，冬令进补之余，还要多吃新鲜蔬菜，如白菜、萝卜、油菜等，以避免维生素缺乏。

小雪：调适情绪

雪，是寒冷天气的产物，此时"寒未深而雪未大"，故名"小雪"。小雪节气的到来，意味着天气越来越冷，降雪量增多。

注意情绪调适

小雪前后，由于夜晚时间渐长，白天时间渐短，阳气潜藏，阴气渐盛，再加上天气时常阴冷晦暗，寒风瑟瑟，树叶凋零，很容易引起心理上的感伤，尤其是一些老年人和慢性疾病患者，甚至会诱发抑郁。

此时，应注意精神的调养，调整自己的心态，节喜制怒，保持乐观心态；多听听音乐，让美妙的旋律为生活增添乐趣；同时，多参加娱乐活动，多晒太阳，以激发对生活的热情。

时令蔬菜：白菜 、白萝卜

白菜能促进肠道蠕动、帮助消化；白萝卜能消食顺气、生津止渴。

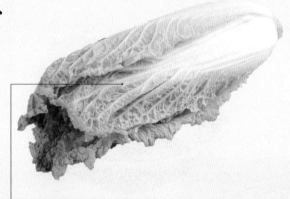

白菜有解热除烦的功效。

11月22~23日

小雪
体内郁热
宜清"内火"

宜清"内火"

小雪时节天气寒冷，北方很多城市开始供暖，人们外出时也裹得严严实实，体内的热气散发不出去，容易生"内火"，表现为脸上长疙瘩、口腔溃疡等。想要清内火，可以饮用白菜豆腐汤、菠菜豆腐汤、羊肉萝卜汤、老鸭冬瓜汤、木瓜瘦肉汤等，这些汤品可生津润燥、清润咽喉，食疗功效显著。

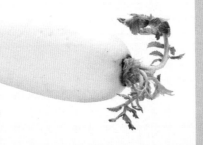

白萝卜可补水、润燥，有止咳化痰的功效。

防寒应恰如其分

小雪过后，防寒保暖应根据"无扰乎阳"的养藏原则，做到恰如其分。此时气候干燥，人体皮肤处于收敛状态，血液大部分集中到皮肤深层，而且皮脂腺与汗腺的分泌减少，皮肤变得干瘪，缺少弹性，受寒冷刺激易冻伤。因此，应尽量备好帽子、围巾、手套和保暖的鞋子。

腰腹、头、面、颈、手、脚的保暖同样重要。腰腹部受凉会导致女性宫寒、月经不调等疾病。头面部的保暖可以防止面神经炎（口眼歪斜）的发生。颈部受凉易感冒咳嗽。手部和脚部做好保暖工作可预防冻疮。

大雪：综合调养

大雪，于每年公历 12 月 6~8 日交节。"至此而雪盛也"，这是古人对"大雪"的解释。此时，我国黄河流域一带渐有降雪，北方则常呈现万里雪飘的迷人景色。

大雪时节，民间有养生"七宜"的说法：一宜保暖，二宜健脚，三宜多饮，四宜调神，五宜通风，六宜粥养，七宜早睡。此"七宜"正是冬季综合调养的具体方案。此外，由于气温急剧降低，血遇寒则凝，此时极易诱发心绞痛、心肌梗死、脑出血等。因此，冠心病、高血压等慢性病患者需特别重视防寒保暖。

饮食调理

大雪时节，空气干燥，此时应多喝水，多吃水果和蔬菜。此外，还可适当温补，如食用羊肉火锅、牛肉火锅、鸽肉火锅等以补肾壮骨、养阴益精。

饮食宜忌

宜

· 羊肉　· 牛肉　· 兔肉　· 鸽肉

忌

· 生冷　· 暴饮暴食

重点提示

大雪前后，柑橘类水果大量上市，如蜜橘、柚子、脐橙、雪橙等都是时令水果，适当吃一些可消食去腻、止咳化痰。

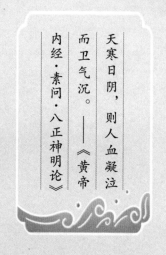

天寒日阴，则人血凝泣而卫气沉。——《黄帝内经·素问·八正神明论》

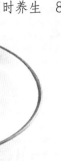

冬季喝鸽肉粥，
暖身又滋补。

生活起居调理

　　大雪时节虽宜静养，但也不应足不出户，更不可贪睡久卧，应适时走到户外进行体育锻炼，呼吸新鲜空气。户外运动最好在早晨太阳出来之后，或者下午 4:00~5:00 点之间进行。

起居宜忌
宜
・早睡早起　・适量运动　・多晒太阳
忌
・贪睡久卧

重点提示
　　慢跑、快走等耐力项目以锻炼心肺功能为主，较适宜冬季在户外进行。

经络调理

　　大雪期间，天气寒冷，阳气潜藏，此时风寒之邪易侵袭人体，我们可以通过按摩或艾灸相关穴位来壮阳益气、增强体质。

古法调摄
主要穴位
・大椎　・至阳　・天宗　・阳池
・气海　・关元
传统疗法
・按摩　・艾灸

重点提示
　　按压穴位时，以有酸胀感为宜。头胸及四肢皮薄多筋处不宜大炷多灸，肩腰及两股皮厚处可大炷多灸。按摩或艾灸时要注意保暖，避免寒气入侵。

冬至：节欲保精

冬至这天，太阳直射南回归线，对北半球而言，太阳倾斜至极，故北半球白昼最短，黑夜最长。此时，阴气极盛，阳气极衰。此日过后，白昼逐日变长，黑夜逐日变短，即阴气渐消，阳气渐长。

12月21~23日

冬至
阴气极盛
阳气极衰

言人身之阴阳，则背为阳，腹为阴。

——《黄帝内经》

节欲保精，以养阳气

《周易·复卦》中说："冬至一阳生，是阳动用而阴复于静也。"《黄帝内经》秉承《周易》"天人合一"的思想，因此特别注重在冬至时节养护"阳气"，具体做法就是节欲保精，故不可恣情纵欲。此外，还应加强身体锻炼，并做好相应的饮食调养。

日常饮食尽量多样化。

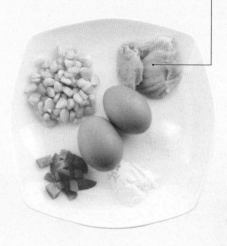

日常养生，固护阳气

晒背温阳：《黄帝内经》中认为，人体的前面为阴，后面为阳。人体背部有很多腧穴，温暖的阳光照在后背，会觉得遍体通畅，可以补充阳气。宜在阳光充足的上午，背日而坐，让后背充分得到阳光的照射。但应注意，不要空腹晒背，也不要晒得过久。

按摩涌泉：冬日养生，重点在养肾。肾经起于足部，足心涌泉是肾经的重要穴位。每晚睡前用热水泡脚，然后用手掌搓至脚心发热，再用大拇指按揉涌泉，以感觉酸痛为度，两脚交替进行，有潜阳益肾的功效。

艾灸阳池：阳池是手少阳三焦经的常用腧穴，有升发阳气、沟通表里之功。气血虚衰、手脚冷凉之人，冬至前后可艾灸阳池，每次15分钟，能温阳益气，增强御寒能力。

饮食养生，激发阳气

吃饺子，不冻耳：冬至吃饺子是一种便捷易行的养生方法。饺子原名"娇耳"，相传为东汉张仲景为预防寒冷而发明，将羊肉、生姜、大葱用面皮包上食用，可避免耳朵生疮。冬至这天，阴极阳生，此时人体内的阳气逐渐升发。饺子馅中放入生姜、大葱等辛辣助阳之品，可显著提高人体的御寒能力，因此民间有"冬至吃饺子，不冻耳"的说法。

冬季闭藏，宜吃块根：块根类蔬菜可以简单理解为"长在泥土里的菜"，如白萝卜、胡萝卜、红薯、山药等。块根类蔬菜是营养丰富的冬令蔬菜。另外，与茎叶类蔬菜相比，块根类蔬菜的农药残留也较低，所以冬季更应该多吃一些。

小寒：合理锻炼

此时天气寒冷，但尚未冷到极致，故称"小寒"。在我国北方地区，小寒往往比大寒更冷。但南方部分地区，全年最低气温仍然会出现在大寒节气内。

合理锻炼，增强体质

民谚曰："冬天动一动，少闹一场病；冬天懒一懒，多喝药一碗。"小寒时节，适当进行户外锻炼，既可暖和身体，又可通畅血脉。但要注意，运动宜在日出后或者午后进行，以防阴寒之邪侵袭人体；运动前的热身非常关键，一定要等到身体暖和后再锻炼；运动量要适度，不可大汗淋漓，以免耗伤津液；避免在大风、大雪中锻炼。

滑雪——雪上"芭蕾"

滑雪是一项动感十足、极具挑战性的体育运动，也是一种适合普通人冬季健身的大众运动。自由式滑雪被誉为"雪上芭蕾"，它不仅可以锻炼身体的协调能力以及关节的灵活性，改善神经系统的调节作用，还可以锻炼人的意志，使人心胸开阔。

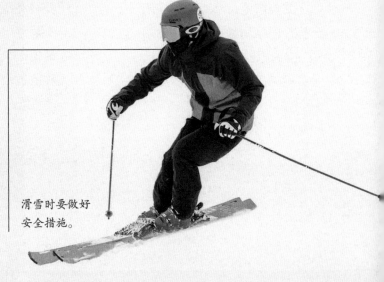

滑雪时要做好安全措施。

1月5~7日

小寒
冬天动一动
少闹一场病

冬泳——心血管"体操"

冬泳是一种集冷水浴、空气浴与日光浴于一体的冬季保健运动。它不仅可以锻炼肺功能，增加肺活量，还能增强血管弹性，改善心血管功能，预防心血管疾病，因此被誉为心血管"体操"。但要注意，并不是所有人都适合冬泳，应根据个人体质选择适合自身的冬季运动。

吃山楂开胃行气

冬季如果进补不当，会出现消化不良的问题。这时，开胃行气、消食化滞的山楂就派上了用场。山楂味甘、酸，性微温，入脾经、胃经、肝经，为药食两用之品，对于缓解肉食引起的积滞问题效果较好。但要注意，市面上的山楂零食含糖很多，应少吃，尽量食用新鲜山楂。

喝腊八粥健脾益气

每年农历十二月初八，民间都有喝腊八粥的习俗。腊八粥营养丰富，能够暖身驱寒，十分适合冬季食用。

腊八粥的传统食材包括小米、薏米、红枣、莲子、桂圆和各种豆类，后来人们又加进了花生、核桃等。小米能补脾健脾、和中益气；薏米能健脾祛湿、清热利尿，还能增强肾功能；红枣、莲子、桂圆可益气补血、养心安神；核桃、花生可健脑益智、通肠润便。小寒时节，喝上一碗腊八粥，既能健脾益气，还能益智健脑，是不错的选择。

大寒：温补防寒

大寒，是"天气寒冷到极致"的意思。此时，大自然一片萧瑟，
天地沉寂，万物生机潜藏，百虫蛰伏。

宜温补防寒

大寒时节为阴邪较盛且气候干燥之时，饮食当以温补阳气、滋阴润燥、养肾健脾为原则，宜食糯米、高粱、刀豆、栗子、红枣、核桃、黑芝麻、桂圆、梨等食物，并多食粥以护胃气、存津液。大寒之后便进入立春时节，届时万物升发，饮食上可以酌量选用有助于阳气升发的食物，如香菜、葱白、洋葱、生姜等。

宜提前养肝

大寒过后意味着春天即将来临，大寒是一个过渡的时节，此时既要养护脾肾，也要提前调养肝血。大寒养肝，首先要保持心情舒畅，肝喜舒恶郁，应尽量保持心平气和，经常发怒，容易导致肝脏气血淤滞而成疾患；其次要保证充足的睡眠；最后是饮食均衡有营养，且宜适量吃酸。

滋补珍品：人参、鹿茸

人参是一种补气药，有回阳救脱、健脾益肺的功效；鹿茸是一种补虚药，有补肾壮阳、强筋壮骨的作用。

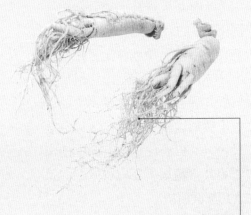

气喘、喉咙干燥者不适
合服用人参。

1月20~21日

大寒
阴极阳生
宜提前养肝

大寒时节的起居调养

大寒时节仍处于生机潜伏、万物蛰藏的阶段，人体阴阳消长转化相对迟缓，因此起居养生应注意涵养阴精、固护阳气。此时要做到保暖就温避风寒、早卧晚起慎起居、稍动少汗适劳逸、润燥补阳节饮食、养精蓄锐畅情志，使精气内聚以养五脏。

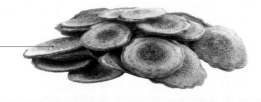

上火期间不宜
服用鹿茸。

进补宜有的放矢

虽然大寒时节依旧是进补的好时候，但进补并不是单纯的进食大量的滋补品，一定要根据自身体质有的放矢。

气虚体质：如运动后冒虚汗、常感精神疲乏、妇人子宫脱垂等，宜用红参、红枣、白术、黄芪、五味子等炖肉。

血虚体质：如头昏眼花、心悸失眠、面色萎黄、嘴唇苍白、妇人月经量少且色淡等，宜用当归、熟地、白芍、阿胶、首乌等炖肉。

阴虚体质：如夜间盗汗、午后低热、两颊潮红、手足心热、妇人白带增多等，宜用石斛、白参、沙参、天冬、银耳等炖肉。

阳虚体质：如手足冰凉、畏寒怕冷、腰膝酸痛、性功能低下等，可用鹿茸、杜仲、肉苁蓉、巴戟天等炖肉。

阳盛体质：如五心烦热、潮热盗汗、心烦意乱、失眠健忘等，宜用石斛、沙参、玉竹、芡实之类，搭配肉禽炖汤进补。

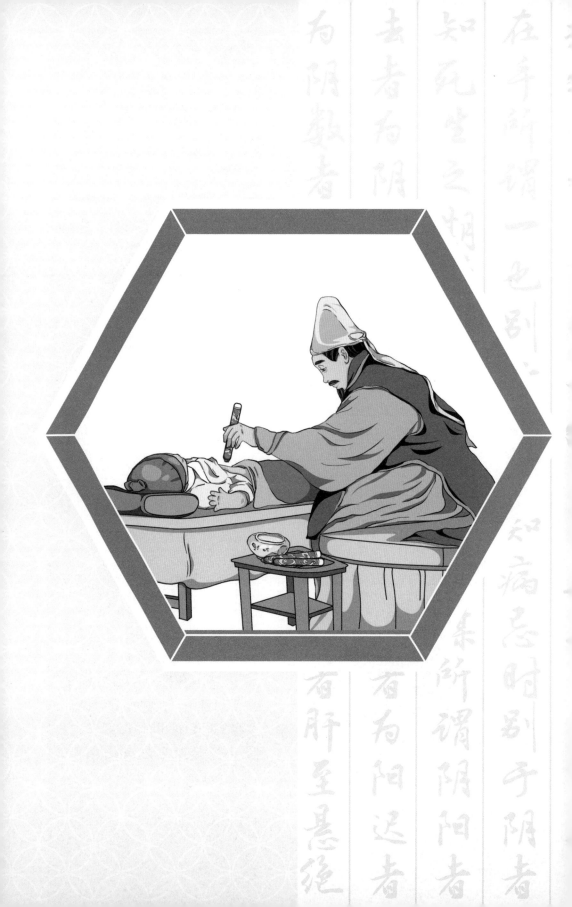

第三章
《黄帝内经》体质养生法

《黄帝内经》依据人的生理、性格、心理、精神等方面的差异，将人的体质分为太阴、少阴、太阳、少阳和阴阳平和 5 种类型。后世中医在此基础上进一步将其细化为平和质、阳虚质、阴虚质、气虚质、湿热质、痰湿质、血瘀质、气郁质、特禀质 9 种。人的体质不同，调养方法也不尽相同。

辨清体质好养生

由于先天或后天的体质不同，许多人即使症状一样，调理方案也不一样。因此，正确认识自己的体质，养生才能事半功倍。

阴阳体质快速自测

阴阳体质快速自测表

阴性体质		阳性体质	
☐	畏寒怕冷，喜暖喜热	喜冷喜寒，不耐暑热	☐
☐	皮肤较白，欠光泽或略显苍白	皮肤颜色发红，滋润或多油脂	☐
☐	说话语速慢，声音小而沙哑	语速较快，声音洪亮且富有激情	☐
☐	尿液颜色浅而透明，量多	尿液颜色深而黄，量少	☐
☐	四肢不温，手掌窄，手指细长绵软	四肢温暖，手掌形态方正，厚实有力	☐
☐	体型肥胖或是细瘦高挑	五短身材，肌肉丰满结实	☐
☐	身体僵硬，缺乏柔韧性	身体柔软，柔韧性佳	☐
☐	性情温顺，不爱说话	活泼乐观，或急躁易怒	☐
☐	行动缓慢，不爱活动	行动敏捷而矫健，喜爱运动	☐
☐	不爱喝水，或只爱喝热水	爱喝水，爱喝凉茶、冷饮类	☐
☐	运动时不流汗或流汗少	容易发热流汗，体味较重	☐
☐	肌肉松弛，虚胖	肌肉丰满，胖且结实	☐
☐	肤温较低，喜欢洗热水澡	肤温较高，喜欢洗温水或冷水澡	☐
☐	感冒时很少出现发热症状	一旦感冒就会发热	☐
☐	发质干，早生白发	头发油脂多，脱发早	☐

说明：
①在☐中画上"√"，看看哪一类中"√"较多；
②所列判断标准不必完全吻合，看哪一类吻合较多，就表明属于哪类体质；
③除以上两类外，其余的可归为平和体质。

九种体质快速自测

《黄帝内经》指出："十二经脉，三百六十五络，其血气皆上于面而走空窍。"说明人体内脏功能和气血状况在面部都会有相应的表现。因此，我们可以通过观察面部各部位的色泽变化，了解人体的健康状态和病情变化。正常人的面色微黄且红润，带有光泽，称为"常色"。处于病态时，面部皮肤的颜色和光泽会发生变化，称为"病色"。

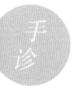

手与人体内脏、经络和神经都有密切联系，手部特征同样能够反映人体生命信息。这些特征包括手的色泽，手指、手掌骨骼的形态，肌肉的厚薄，手掌的温度和湿度等各个方面。这些特征既有秉承于父母的先天遗传密码，又包含后天的病理变化。

舌头是人体脏腑的缩影，能反映五脏六腑的健康状况。舌质，又称舌体，是舌的肌肉脉络组织。观察舌质主要是观察舌形、舌苔、舌的色泽及荣枯等。舌质多反映脏腑虚实，尤其是五脏虚实，不同的部位与不同的脏腑相对。正常舌形适中而扁平，观察舌形变化，可知正气盛衰和病邪性质。舌苔能反映病邪深浅与胃气存亡，通过舌苔可以辨别病位深浅、区别病邪性质、推断病情进展。从一定意义上说，舌头是我们身体状况的"天气预报"。

九种体质快速自查表

体质	面诊	手诊	舌诊
平和	面色微黄，红黄隐隐，皮肤滋润，有光泽，毛孔细腻，皮肤洁净，无斑点痘痕，肌肤状态与生理年龄相仿；眼睛明亮；口唇红润	手掌温暖，皮肤滋润有光泽，手掌和手指的气色红黄隐隐；五指丰满、畅直、灵活、有力；手掌和手指没有脉络隐现	舌色淡红；舌苔薄白
阳虚	面色苍白略带微青，或面色青暗，额头和下颏较为明显，皮肤不温；口唇色青暗；眼神不够敏锐，反应迟缓	手发凉，手掌颜色偏白、无光泽；手掌偏薄，掌形、大小鱼际不饱满，弹性差；手指偏细长；部分人大拇指根部变细，小指短小、变细或弯曲	舌形胖嫩、边有齿痕；舌色淡或青暗；舌苔润
阴虚	脸形偏瘦，肤质较干，面色微红，两眉及颧部易出现小而色浅淡、稀疏的痤疮或浅色黄褐斑；内眼角处多见红血丝；口唇偏干，或口唇内色红艳	手掌心温度高于手背，掌心常觉发热、发烫，掌心颜色微红；手掌、手指细长；部分人中指末节向小指一侧弯曲，手掌及手背皮肤干燥、易裂	舌形瘦小；舌红少津或有裂纹；少苔或无苔；舌体易溃疡
气虚	面色苍白欠光泽，常面露倦容，劳累后更明显；中年以后，眉眼之间或略显凹陷，或早生皱纹；口唇色淡	手指、手掌绵软无力，肌肉不饱满、弹性差，大鱼际更明显；大拇指形态不畅直，根部会变细；部分人中指末节向小指一侧弯曲	舌形胖大、边有齿痕；舌色淡红；舌苔薄白
痰湿	面多胖润，面部油脂多，鼻部最为明显，重者鼻部红赤，下颌及两腮易生痤疮，色暗，难愈，愈后有疤	手背、手掌皮肤油脂分泌旺盛；掌形多厚实，手掌颜色发暗；手掌易出汗，部分人汗出发黏	舌形胖大；舌苔厚腻或苔薄而润

（续表）

体质	面诊	手诊	舌诊
湿热	面部泛油光，毛孔粗大，额头、下颏及面颊外周易生痤疮，痤疮色暗淡或为白头粉刺；白眼球多见红血丝；鼻部色偏红，重者出现酒糟鼻	手湿润，方形手掌居多，手指粗壮；人过中年，易出现掌心汗多且发黏、手掌颜色偏暗红等特点	舌形胖大；舌色偏红；舌苔黄厚而腻
血瘀	面色晦暗、欠光泽，皮肤干燥；中年以后易见黄褐斑、黑眼圈，面色晦暗越加明显，口唇色暗，可见瘀斑	手掌颜色暗红或发青，手掌、手指青筋显露，手指末端颜色暗红，掌纹颜色发暗、不红润；严重者手掌皮肤干枯、皲裂	舌形胖大；舌色暗或青紫，容易出现瘀斑；舌下静脉青暗、弯曲、凸起
气郁	面色发青、欠光泽，重者色青暗，尤以额头两侧、鼻梁中部更为明显；青年时面部易出现痤疮，中年以后易出现黄褐斑	中指、无名指根部变细，漏缝；重者掌色发青或发黄、没有光泽，手掌肝区颜色暗青	舌头两侧暗红；严重者舌色偏暗或有隐隐的暗青色
特禀	面色正常，或有偏红、偏青者；遇到气候变化或过敏原时，面部易出现红斑、丘疹，或面色苍白、欠光泽，或面色、唇色青紫	个体差异较大，手形、手色的改变无明显的规律性；部分人手指偏细长，手部皮肤干燥或掌心多汗	舌体、舌苔无共性规律

平和体质：宜取中庸之道

平和体质人群的特点：皮肤光洁，面色红润，目光炯炯有神，体态健美，精神抖擞，性格随和开朗，乐观积极，不容易生病。

平和体质者大多受到先天与后天两种因素的影响：一是先天禀赋极佳，这类人先天脾胃调和、经络通畅、气血充足；二是后天起居作息符合养生原则，如不熬夜，不过劳，不嗜烟酒，积极乐观，心胸开阔，清心寡欲等。

饮食养护平和体质

平和体质的人饮食要注意食物的多样化。饮食宜清淡，不宜偏嗜，更不宜滥用药物补益，否则反而容易破坏身体的阴阳平衡。

饮食宜忌

宜

·粳米　·豇豆　·韭菜　·红薯

忌

·生冷　·油腻　·辛辣

重点提示

进食时应当缓和从容，细嚼慢咽，专心致志。另外，进食的环境应当宁静整洁，气氛轻松愉快，这些都有利于食物的消化和吸收。

阳注于阴，阴满之外，阴阳匀平，以充其形，九候若一，命曰平人。——《黄帝内经·素问·调经论》

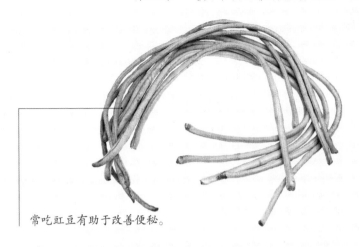

常吃豇豆有助于改善便秘。

生活起居养护平和体质

《黄帝内经》中说："正气存内，邪不可干。"平和体质的人大都正气充足，免疫力强，环境适应力强，不易受外邪侵袭。但是，身强体健之人如果不注意在生活起居中保养自己，同样易患疾病。

起居宜忌

宜

· 早睡早起

忌

· 熬夜

重点提示

季节更替时，应适时增减衣被，祛暑避寒，以免患上外感性疾病，如伤风感冒、中暑、冻伤等。在疫病流行时，应当加强自我防护，截断传染途径。

经络养护平和体质

平和体质的人经络调养以疏经活络、行气活血为主，宜刺激足阳明胃经、足太阴脾经、足少阴肾经等，年轻人可对经络穴位进行按摩捶打，老年人宜进行艾灸。

古法调摄

主要穴位

· 大椎 · 足三里 · 三阴交 · 涌泉
· 气海 · 关元

传统疗法

· 按摩 · 艾灸

重点提示

足三里是保健要穴，平时可以用拇指点按或以拳捶打，以感觉酸胀为度，每日数百次。另外睡前搓耳、饭后摩腹也有不错的保健功效，老少皆宜。

阳虚体质：重在扶阳固本

《黄帝内经》中记载："阳虚则外寒。"阳虚体质的人体凉，怕冷。特别是冬天，表现为手冷过肘、足冷过膝，尤其是背部和腹部特别怕冷。

造成阳虚体质的原因有两种：一是先天禀赋虚弱；二是后天因素所致，如长期生活在寒冷的环境中、饮食寒凉、女性产后和月经期不注意保暖或嗜食生冷食物，都易导致阳虚。调理阳虚体质应以温阳为主，重在扶阳固本。

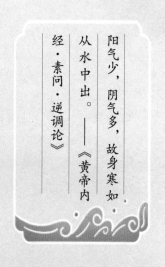

阳气少，阴气多，故身寒如从水中出。——《黄帝内经·素问·逆调论》

饮食调理阳虚体质

阳虚体质者忌食冰激凌、冰镇汽水和啤酒等，可多吃性温热的食物，如羊肉、牛肉、桂圆、韭菜等。

饮食宜忌
宜
·羊肉　·牛肉　·板栗　·核桃
忌
·生冷瓜果

重点提示
若阳虚体质表现明显，可使用鹿茸、杜仲、桑寄生、菟丝子、人参、黄芪等中药来调理；若阳虚者以腰痛、夜尿多为主要症状，可用桑寄生、杜仲、核桃炖猪瘦肉服食。

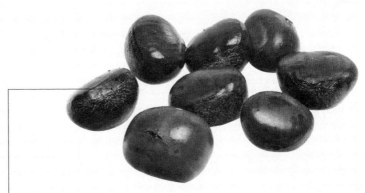

板栗有补肾强腰的功效。

生活起居调理阳虚体质

阳虚体质者应多晒太阳，可重点晒后背。膀胱经大部分穴位分布在背部，经常晒背可补阳气。

起居宜忌
宜
·多晒太阳 ·注意保暖
忌
·受寒淋雨 ·居住环境潮湿

重点提示
提肛动作是非常简单的补阳气方法：收缩腹部、臀部和盆腔底部的肌肉，吸气时肛门收缩上提，呼气时放松。这个动作可使全身气血通畅。

经络调理阳虚体质

经络调理阳虚体质重在打通任督二脉，重点穴位为关元、肾俞、命门、神阙，按摩、艾灸均可。

古法调摄
主要穴位
·关元 ·肾俞 ·命门 ·神阙
传统疗法
·按摩 ·艾灸

重点提示
选择硬币大小的姜片，刺若干小孔，置于神阙，拈取少许艾绒，置于姜片上点燃，每次艾灸15分钟。另外，用生姜艾叶水泡脚也可促进血液循环，改善阳虚体质。

阴虚体质：重在滋阴降火

阴虚体质，其实就是人体内津液不足，进而导致阴阳失衡。所谓津液不足，通俗地说，就是体内"水"少，易生内热。

导致阴虚体质的原因有很多，如经常熬夜损耗阴气；女性经、带、胎、产耗血过度，从而引发阴虚；经常食用辛辣之物，易损耗阴精；房劳过度，耗竭阴精；过食温热药物等。阴虚体质调养关键在于滋阴降火，且以滋养肝、肾二脏为要。

饮食调理阴虚体质

阴虚体质者饮食宜清淡，忌温燥辛辣的食物，宜吃酸甘或者甘寒食物。但也不可无节制地吃酸性或寒凉食物，否则容易伤脾胃。

饮食宜忌
宜
·甲鱼 ·猕猴桃 ·西瓜 ·石榴 ·柠檬
忌
·辣椒 ·葱 ·姜 ·蒜 ·羊肉

重点提示
阴虚体质者食疗首选甲鱼，甲鱼可以滋阴潜阳、退热除蒸。次选猕猴桃，猕猴桃味甘性寒，每天午餐后喝1杯猕猴桃汁，可改善身体的阴虚症状。

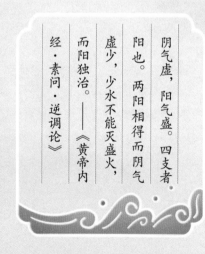

阴气虚，阳气盛。四支者，阳也。两阳相得而阴气虚少，少水不能灭盛火，而阳独治。——《黄帝内经·素问·逆调论》

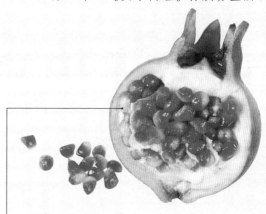

石榴有助于生津止渴。

生活起居调理阴虚体质

阴虚体质者平时应注意休息，不要熬夜，可以适当增加睡眠时间，建议每天中午小睡一会儿，良好的睡眠可以保障心、肺、肝、脾、肾等脏器得到充分的休养，从而达到养阴的目的。

起居宜忌
宜
·早睡早起
忌
·熬夜 ·剧烈运动

重点提示
肝肾阴虚，虚火上浮者，病在上，根在下，应以滋阴降火为主，可在每天睡前泡脚，以温通下肢血脉，尤其是小腿和足部的血脉。

经络调理阴虚体质

阴虚火旺体质者多不宜灸，可选具有养阴活血作用的穴位进行按摩或针刺。足太阴脾经上的三阴交和足少阴肾经的太溪都是补阴要穴。

古法调摄
主要穴位
·三阴交 ·太溪 ·涌泉 ·复溜
传统疗法
·按摩 ·针刺

重点提示
太溪具有滋补肾阴的功效，经常刺激可改善肾阴不足引起的各种症状，如头痛目眩、牙痛、耳聋、耳鸣、咳嗽等。用拇指指腹按揉太溪，以产生酸痛感为度，每天坚持3~5分钟，效果非常好。

气虚体质：重在益气健脾

气虚体质的人气短，说话低声细语，有气无力。"脾是生气之源""肺是主气之枢"，因此，气虚体质者调养重在益气健脾，补肺气。

导致气虚体质的原因有很多，如经常熬夜；经常情绪不佳或暴怒；喜静不喜动，经常卧床；长期服用抗生素或消炎药等。此外，纵欲、久病、长期节食也是引发气虚的重要原因。

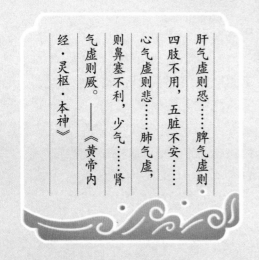

肝气虚则恐……脾气虚则四肢不用，五脏不安；心气虚则悲……肺气虚，则鼻塞不利，少气……肾气虚则厥。——《黄帝内经·灵枢·本神》

饮食调理气虚体质

气虚体质的人适宜吃性平，偏温性，且有补益作用的食物。平时调养宜缓补，较推荐的方式是喝粥，因为粥比较容易被人体吸收。

饮食宜忌
宜
·鸡肉 ·牛肉 ·猪肚 ·桂圆 ·红枣
忌
·苦瓜 ·糯米

重点提示
女性气虚患者饮食调理时可选用有补气功效的药材煲汤或炖肉，如人参、西洋参、党参、太子参、茯苓、山药、白术、黄芪、红枣、五味子、炙甘草等。需要注意的是，高血压患者不宜服用人参、西洋参、五味子。

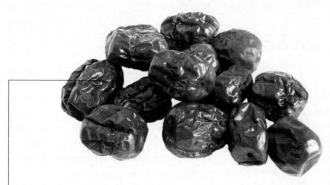

枣皮不易消化，应控制摄入量。

生活起居调理气虚体质

气虚体质的人居处要避免虚邪贼风，睡觉时关好门窗，避免穿堂风，忌直吹风扇和空调。

起居宜忌

宜

·多晒太阳 ·做好保暖

忌

·吹穿堂风 ·直吹风扇和空调

重点提示

合理的运动有利于补肺气、健脾气、养肾气，少气懒动的气虚体质者，应尽量让自己的身体动起来，同时应注意劳逸结合，保持充足的睡眠。

经络调理气虚体质

气虚体质的人可以采用按摩、艾灸穴位的方法补气。具有补气作用的穴位有足三里、关元、膻中、神阙、涌泉等，按摩、艾灸这些穴位可以补养元气，改善气虚体质。

古法调摄

主要穴位

·足三里 ·关元 ·膻中 ·神阙 ·涌泉

传统疗法

·按摩 ·艾灸

重点提示

气虚体质分为两种，一种身体较胖，主要是由于气虚者不能运化体内的津液，导致水湿潴留；另一种则身体较瘦，主要是由于营养物质不能运输到周身。气虚体质的人养生重在益气健脾，平时可多刺激涌泉。

湿热体质：重在健脾化湿

湿热体质即感受湿邪，与体内热邪互结或日久化热，或过食肥甘，体内湿热并见，表现为口干苦、渴而不欲饮，口中异味，泄泻，筋短拘急，肢体痿软无力，皮肤油腻等。

引起湿热体质的原因有很多，如先天遗传；长期情绪压抑导致肝、胆、脾、胃功能失调；吸烟、喝酒、熬夜；滋补不当；长期生活在湿热环境中等。湿分内湿和外湿，外湿困脾使得内湿横生，故调理内湿须从健脾化湿入手。

饮食调理湿热体质

湿热体质者应少吃甜腻、辛辣刺激的食物。另外，饮酒过量可能导致湿热加重，湿热体质者应忌酒。日常可选一些凉性的食物清热解毒、除湿通络。

饮食宜忌
宜
·绿豆　·苦瓜　·冬瓜　·红小豆　·薏米
忌
·甜腻　·辛辣

重点提示
湿热体质的人特别容易发生疱疹、皮炎等过敏现象，日常可以多吃一些消热利湿、健脾理气的食物，如山药、山楂、苦瓜等。雪梨具有润肺、滋阴、清火、利湿等保健功效，非常适合身体湿气重以及湿热肺燥的人群食用。

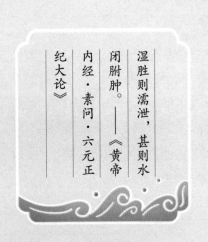

湿胜则濡泄，甚则水闭胕肿。——《黄帝内经·素问·六元正纪大论》

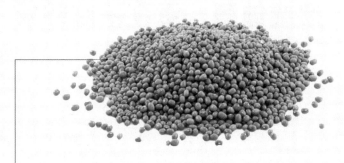

绿豆有清热解毒的功效。

生活起居调理湿热体质

湿热体质的人起居上应注意养阴祛湿。长期熬夜、疲劳、紧张易伤阴助湿，进而向阴虚火旺发展。因此，湿热体质者应当规律作息，早睡早起。居处宜通风，避免潮湿闷热的环境。勤换衣被，勤洗澡。

起居宜忌
宜
·早睡早起
忌
·抽烟 ·喝酒 ·熬夜

重点提示

湿热体质的人，居住环境宜干燥通风、清爽舒服。不宜在潮湿的环境里久留，避免在潮湿的地方作业。阴雨季节要注意关闭门窗，避免湿邪的侵袭。

经络调理湿热体质

湿热体质者可以对足太阴脾经、足少阳胆经、足太阳膀胱经的相关穴位进行按摩刺激，还可以用拔罐疗法帮助机体排出湿热之气。

古法调摄
主要穴位
·三阴交 ·承山 ·肝俞 ·脾俞 ·阴陵泉
传统疗法
·按摩 ·拔罐 ·刮痧

重点提示

取拇指按揉三阴交，用力适度，每次约5分钟，每天可多次进行，能改善脾虚湿热引起的疲倦无力、水肿等症状。

痰湿体质：重在祛湿除痰

肥者令人内热，出现痰湿淤滞。痰与湿都是由于气机不利、决渎失司、水饮积聚而成，故痰湿体质的调养重在祛湿除痰。

导致痰湿体质的内在原因有两种：一是脾失运化，痰饮随之而生，所以有"脾为生痰之源，肺为贮痰之器"之说；二是肾虚不能制水，水泛为痰。《景岳全书》中记载："五脏之病，俱能生痰。"它指出了痰病的范围很广，脏腑经络皆可有之。

皮肤薄而不泽，肉不坚而淖泽，如此则肠胃恶，恶则邪气留止，积聚乃伤。脾胃之间，寒温不次，邪气稍至，稸积留止，大聚乃起。——《黄帝内经·灵枢·五变》

饮食调理痰湿体质

痰湿体质者在饮食上宜清淡，少饮酒，不要吃得过饱；多吃蔬菜、水果；可在平时生活中有意识地食用一些具有健脾利湿、化痰祛痰功效的食物。

饮食宜忌
宜
·冬瓜 ·白萝卜 ·梨 ·荸荠 ·百合
忌
·生冷 ·油腻 ·辛辣

重点提示
痰湿体质者可饮用普洱茶，普洱茶具有较好的祛湿作用，可消食养胃、去油腻、化痰降浊、润肠通便。姜糖茶适用于女性，可缓解痰湿体质所致的月经不调、闭经、痛经等症状。

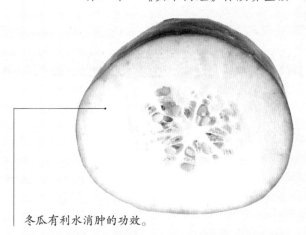

冬瓜有利水消肿的功效。

生活起居调理痰湿体质

日常生活中，应避免长时间身处湿气重的环境中；个人住所应保持干净整洁，经常开窗通风，保持室内干燥；勤晒被褥，勤换衣服，保持身上干燥舒适，避免外部湿邪入侵人体。

起居宜忌
宜
·勤晒被褥　·开窗通风　·多晒太阳
忌
·受寒淋雨　·居住环境潮湿

重点提示
一般来说，痰湿体质者脾胃功能往往不好，思伤脾，因此痰湿体质者不宜过度思虑，应调节好自己的情志，经常深呼吸，多听轻松舒缓的音乐。

经络调理痰湿体质

改善痰湿体质的主要经络有任脉、足太阴脾经、足少阳胆经、足阳明胃经、足太阳膀胱经。

古法调摄
主要穴位
·中脘　·水分　·关元　·足三里　·承山
传统疗法
·按摩　·拔罐　·刮痧

重点提示
痰湿体质者每日睡前可用手掌在脐下丹田反复按摩，直到小腹微热为佳。另外，还可用艾条灸或隔姜灸足三里。

血瘀体质：重在活血散瘀

血瘀体质的主要特征是血行迟缓不畅，其临床表现为：血淤滞于脏腑、经络某一局部时，则发为疼痛，痛有定处，得温而不减，甚至形成肿块。

血瘀体质的形成与外感、外伤出血、久病、情志失调等因素有关。气血一旦淤滞，既可能化寒，也可能化热，甚至痰、瘀相杂为患。调养根本之法在于活血化瘀，平时应吃一些活血类食物，多做有利于心脏血脉的运动，并保持积极乐观的心态。

饮食调理血瘀体质

血瘀体质的人平时宜多吃有活血化瘀功效的食物，还可以吃肉来滋补，但不能多吃，可以选择吃些海参、海蜇等调理身体。

饮食宜忌
宜
·油菜　·黑豆　·木耳　·山楂
忌
·酸涩　·生冷　·寒凉　·油腻

重点提示
血瘀体质症状明显时，可用熟地、白芍、麦冬、阿胶等煲汤调理，也可以用三七和红枣煲猪瘦肉，均有补血、活血、化瘀的效果。还可以少量饮用红葡萄酒、糯米甜酒，既可改善血液循环，又不会对肝脏造成严重影响，尤其适合女性。

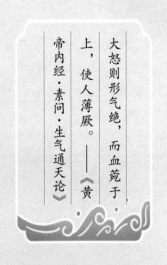

大怒则形气绝，而血菀于上，使人薄厥。——《黄帝内经·素问·生气通天论》

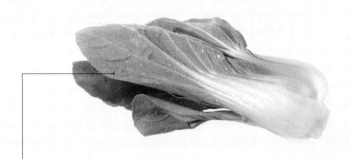

油菜有解毒活血的功效。

生活起居调理血瘀体质

"血得温则行，得寒则凝"，血瘀体质者在寒热交替时节应注意防寒保暖，并且多在温暖的天气做户外活动。此外，居住环境宜干爽、温暖。平时宜早睡早起，避免熬夜。

起居宜忌
宜
·防寒保暖 ·户外活动
忌
·熬夜

重点提示
血瘀体质者可通过运动使全身经络气血通畅、五脏六腑调和，如舞蹈、健身操、太极拳、五禽戏、八段锦、易筋经等，要坚持锻炼，并持之以恒。

经络调理血瘀体质

改善血瘀体质的主要经络有任脉、足厥阴肝经、手阳明大肠经、足太阳膀胱经，适合的保健方法为刮痧、拔罐、针灸，还可辅以按摩。

古法调摄
主要穴位
·三阴交 ·委中 ·神阙 ·肝俞
·太冲 ·曲池
传统疗法
·刮痧 ·拔罐 ·针灸 ·按摩

重点提示
三阴交是改善血瘀体质的关键穴。委中则是膀胱经在腰背部的"开关"，可以缓解由血瘀引起的腰背疼痛或下肢痹痛。

气郁体质：重在行气解郁

气郁体质者形体消瘦或偏胖，面色或苍白、或暗淡、或萎黄，往往睡眠不好。女性乳房、小腹多胀痛，月经不调。气郁体质者多性格内向，少言寡语，有的则敏感多疑，急躁易怒。

气郁体质主要是情志不畅所致，形成的原因先天、后天均有。调理气郁体质重在行气解郁，同时要注意调理脾胃。

饮食调理气郁体质

气郁体质者饮食调养当以行气为主，可多吃活血行气、补益肝血的食物，少食收敛酸涩、肥甘厚味、生冷的食物，尤其应忌辛辣刺激之品。

饮食宜忌

宜

·白萝卜 ·莲藕 ·玫瑰花 ·陈皮

忌

·酸涩 ·生冷 ·油腻

重点提示

气郁体质者如果不好好调理或调理不当，则会引起血滞，从而演变成血瘀体质。气郁体质者调理的重点是疏肝气、补肝血。白萝卜是疏肝理气的良品。《本草纲目》中记载白萝卜可"宽中化积滞，下气化痰浊"，并誉之为"蔬中最有利者"。

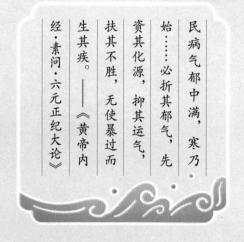

民病气郁中满，寒乃始……必折其郁气，先资其化源，抑其运气，扶其不胜，无使暴过而生其疾。——《黄帝内经·素问·六元正纪大论》

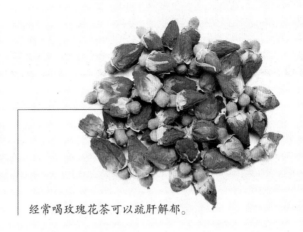

经常喝玫瑰花茶可以疏肝解郁。

生活起居调理气郁体质

气郁体质者容易失眠，因此居住环境应保持安静，睡前调整好室内温度、湿度，光线要暗一些，避免强烈光线的刺激。另外，要注意劳逸结合，避免身体过度劳累。同时，应加强锻炼，强度较大的运动有鼓动气血、疏发肝气、促进食欲、改善睡眠的作用。

起居宜忌
宜
·早睡早起 ·户外活动
忌
·过度劳累 ·久坐不动

重点提示
登山，不仅可以让人们远离城市喧嚣，呼吸新鲜空气，欣赏自然风景，还可以锻炼登山者的心肺功能，帮助人们释放压力、驱散郁郁寡欢的消极情绪，是一项非常适合气郁体质者的运动。

经络调理气郁体质

气郁体质者可针灸或按摩任脉、足厥阴肝经、手厥阴心包经、足少阳胆经、足太阳膀胱经的相关穴位。

古法调摄
主要穴位
·膻中 ·中脘 ·气海 ·神阙 ·内关
传统疗法
·刮痧 ·拔罐 ·按摩 ·针灸

重点提示
膻中为理气要穴，可以调节全身气机，疏解胸中不畅。神阙为先天之根蒂、后天之气舍，是补益先天之气的要穴。艾灸、中药敷贴以及按摩以上穴位都有很好的效果。

特禀体质：重在益气固表

特禀体质又称特禀型生理缺陷或过敏体质，常见的过敏症状有鼻炎、哮喘、荨麻疹、湿疹、红斑、眼睛瘙痒或红肿、腹痛、腹泻、恶心呕吐等。

造成特禀体质的原因很多，如先天体质缺陷，饮食起居不合理，情感及精神困扰，有毒有害环境损伤，长期经受病痛折磨等。特禀体质者容易对药物、食物、气味、花粉过敏。中医认为，这是因为患者卫气虚损，不能抵御外邪，故调理重在益气固表。

饮食调理特禀体质

过敏体质者饮食宜清淡，忌生冷、辛辣、肥甘油腻及酒、虾、蟹等食物，应适当进食益气固表的食物，如燕窝、燕麦、山药等。

饮食宜忌
宜
·燕窝　·燕麦　·山药　·茯苓
忌
·生冷　·油腻　·辛辣

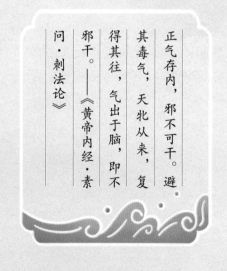

正气存内，邪不可干。避其毒气，天牝从来，复得其往，气出于脑，即不邪干。——《黄帝内经·素问·刺法论》

重点提示
遗传性过敏体质多与先天肾气不足有关，调治宜以补脾益肾为主，可用鹿茸、肉苁蓉、菟丝子、茯苓、山药、肉桂等煲汤服食。

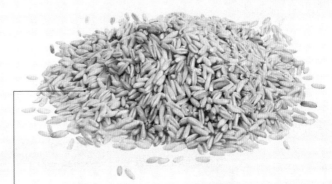

燕麦有润肠通便的作用。

生活起居调理特禀体质

日常生活中一定要注意开窗通风，保持室内空气流通；做好自身卫生工作，勤换衣物，避免细菌滋生；季节更替时及时增减衣物，同时适当减少户外活动；适度锻炼，以增强体质。

起居宜忌
宜
· 勤晒被褥 · 开窗通风 · 适当锻炼
忌
· 受潮受寒 · 接触过敏原

重点提示
《黄帝内经》中说："邪之所凑，其气必虚。"人体发生过敏反应的主要原因是元气不足，给外邪可乘之机，因此特禀体质者一定要顺应四时气候变化，积极锻炼身体，同时应避免接触致敏物质。

经络调理特禀体质

足太阳膀胱经是"多气多血之经"，特禀体质者可通过刺激足太阳膀胱经上的穴位及足三里、尺泽、章门、血海等穴位，以增强抵抗力，改善体质。

古法调摄
主要穴位
· 足三里 · 尺泽 · 章门 · 血海
传统疗法
· 按摩 · 拔罐 · 艾灸

重点提示
足太阳膀胱经是人体十四条经脉中最长的一条，几乎贯通全身，其背俞穴与体内的五脏六腑相对应，经常按摩、拔罐或艾灸肺俞、脾俞、肾俞等穴，对改善过敏体质有很大的帮助。

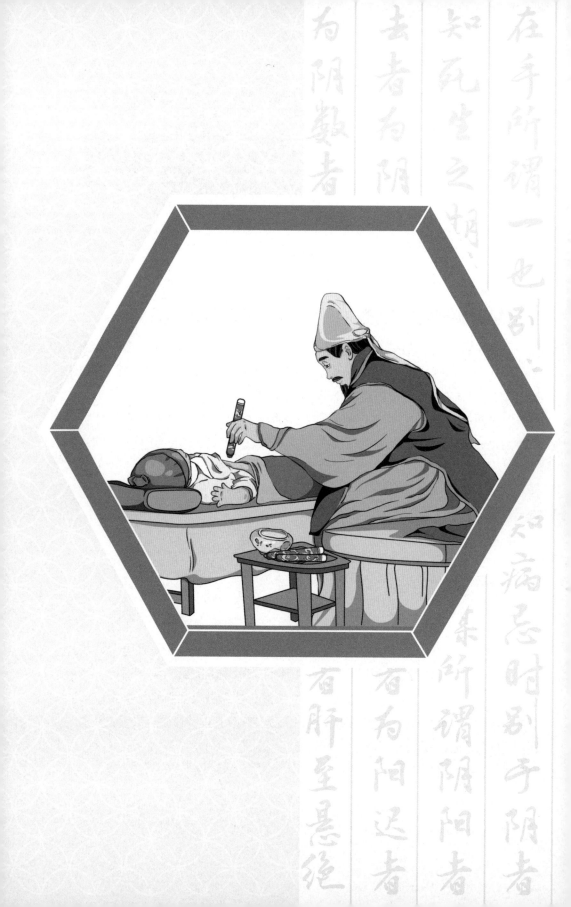

第四章
《黄帝内经》与五脏养生

《黄帝内经》告诉我们，人体是一个以五脏六腑为核心的有机整体，脏腑关系着人生、长、壮、老的生命过程。人体疾病的轻重缓急都和五脏六腑有着密切关系。"五脏六腑皆有神明"，只有脏腑和谐平衡，才能身心健康，达到颐养天年的目的。

五脏和谐，人体长青

《黄帝内经》将人体的五脏六腑命名为"十二官"。其中，心为"君主之官"，脾胃为"仓廪之官"，肺为"相傅之官"，肾为"作强之官"，肝为"将军之官"。它们分工合作，共同维系着整个生命系统，无论哪一个器官出了问题，都不利于人的身体健康。

按照五行养五脏

木、火、土、金、水五行之间有着相生相克的关系，人体的肝、心、脾、肺、肾五大脏器与之相匹配，互动互应，同样也具有相生相克的关系。了解各个脏器之间的关系后，在调养五脏时就不会"头痛医头、脚痛医脚"了。

五行相生：木生火，火生土，土生金，金生水，水生木。

五行相克：木克土，土克水，水克火，火克金，金克木。

五脏配五行：肝属木，心属火，脾属土，肺属金，肾属水。

五脏相生：肝藏血，心主血脉，肝藏血以济心；心属火，脾主运化，心助脾运；气血虽为脾所生，但要通过肺才能敷布全身；肺主气，只有肺气肃降下行，肾精才能收敛闭藏；肾藏精属水，肝藏血为木，补肾精即可化生肝血。

五脏相克：肝木条达才能疏泄脾土的壅滞，即木克土；脾土健运，肾水才不会过度泛滥，即土克水；肾水上行可滋润制约心火，即水克火；心火的温煦可促进肺气的宣发，即火克金；肺气清肃下降，可抑制肝气的过分升发，即金克木。

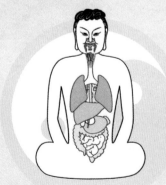

按照五色养五脏

古人将我们日常摄入的食物分为五色，即白、赤（红）、青（绿）、黄、黑。《黄帝内经》认为，食物的五色与人体的五脏也存在一一对应的关系。

白色食物： 入肺经，有益气行气的功效。

红色食物： 入心经，有益气补血的功效。

绿色食物： 入肝经，有清热解毒、疏肝强肝的功效。

黄色食物： 入脾经，有健脾和胃、助消化、促代谢的功效。

黑色食物： 入肾经，有滋阴补肾、健脑益智、抗衰老的功效。

白当肺、辛，赤当心、苦，青当肝、酸，黄当脾、甘，黑当肾、咸。

——《黄帝内经》

按照五味养五脏

古人将我们日常摄入食物的味道分为五味，即酸、辛、苦、咸、甘。《黄帝内经》认为，食物的五味与人体的五脏也存在一一对应的关系。

酸味入肝： 有收敛、固涩、止汗、止泻的功效。

苦味入心： 有清热泻火、燥湿通泄的功效。

甘味入脾： 有补养气血、调和药性的功效。

辛味入肺： 有发汗解表、理气行气的功效。

咸味入肾： 有泻下、软坚、散结、滋养肾阴的功效。

酸入肝，辛入肺，苦入心，咸入肾，甘入脾。

——《黄帝内经》

巧养脏腑六字诀

导引是中国古代的一种强身祛病的养生方法，太极拳、五禽戏等都属于导引术。"六字诀"导引术以"嘘、呵、呼、呬、吹、嘻"为基础，结合吐纳动作，对人体的肝、心、脾、肺、肾均有较好的保健作用。

春季练"嘘"字以清肝明目，夏季练"呵"字以清心火，秋季练"呬"字以润肺金，冬季练"吹"字以滋肾水，一年四季练"呼"字，利于脾胃运化，练"嘻"字，可以调理三焦。

练习要领：

1.选择空气清新、环境幽静的地方，保持全身放松，心情舒畅，无思无虑。

2.呼吸方法：逆腹式呼吸。鼻子吸气时，胸腔缓慢向外扩张，腹部微微内收；口吐气时，胸腔缓慢内收，腹部微微向外扩张。

3."嘘"字：睁开双眼，吸气时轻轻闭合。

"呵"字：双手轮流单举托天，吸气时放下。

"呼"字：做吹口哨的动作，吸气时口形还原。

"呬"字：双手托天，吸气时放下。

"吹"字：双手抱膝，吸气时双手松开。

"嘻"字：配以侧卧放松的姿势。

4.根据五行相生规律，按"嘘、呵、呼、呬、吹、嘻"的顺序练习，可以成套练习，也可单练一式或几式。若某一脏器有病变，相对应的字也可以加强练习。

人体五脏一生的盛衰

人之生命，源于先天精气，它制约着机体脏腑、经脉、气血的盛衰变化，从而使人的生命活动表现出由幼稚到成熟、由盛壮到衰竭的生、长、壮、老的过程。对此，《黄帝内经》中以 10 岁为一阶段，以百岁为期，详细论述了各个阶段五脏的生理特点及表现。

10 岁 五脏气血已经充盈，孩子可以小跑了。

20 岁 肌肉长得结实，年轻人可以急速奔跑了。

30 岁 五脏之气更加充盈，肌肉更结实，年轻人喜欢东奔西走。

40 岁 五脏六腑、十二经脉的气血强盛到了极点，随即开始衰落，如皮肤日渐松弛，面部慢慢失去光泽，头发也变得斑白，这时人不喜欢走动了。

50 岁 肝气开始衰弱，人容易疲倦，眼睛开始看不清楚东西。

60 岁 心气开始衰弱，容易心慌气短，人也变得喜静好卧。

70 岁 脾气变得虚弱，皮肤更加松垮。

80 岁 肺气日渐衰弱，表现为气短、咳嗽、乏力、盗汗、水肿等。

90 岁 肾气日渐衰竭，表现为神倦乏力、头晕耳鸣等。

100 岁 五脏气血全都虚弱不堪，虽形体还在，神气却已离散，形同槁木。

心明则下安，养生则寿

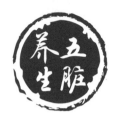

《黄帝内经》中说："心者，君主之官也，神明出焉。"心总领和协调着人体各项生命活动。倘若心脏健康，其他脏腑的功能自然旺盛。

心主神明及血脉

心主神明和血脉，这两者是相互联系、相互影响的。例如，人的心率、血流的速度、血管的舒缩等经常受到情绪等因素的影响。反之，心神又必须依赖心血的滋养，才能正常发挥作用。

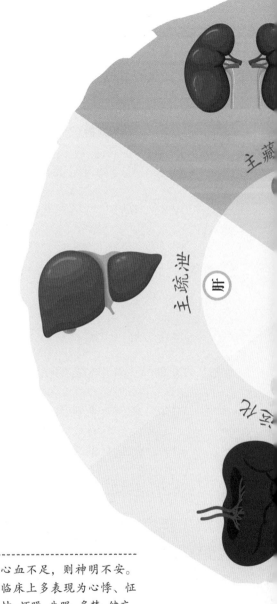

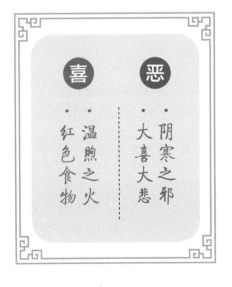

喜	恶
·温煦之火 ·红色食物	·阴寒之邪 ·大喜大悲

心血不足，则神明不安。临床上多表现为心悸、怔忡、烦躁、失眠、多梦、健忘、易惊、面色苍白等症。

对于有心脑血管健康隐患的人群来说，剧烈的情绪波动不仅会诱发疾病，而且还可能危及生命。

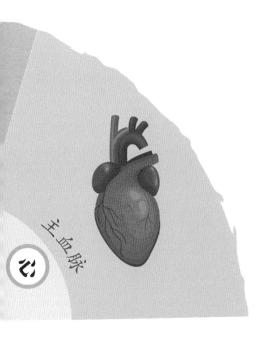

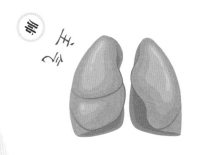

养护心脏这样做

坚持低盐、低脂饮食；坚持中等强度的有氧运动，如慢跑、散步、快走等；戒烟限酒；保持平和的心态；保证充足的睡眠。

运动
慢跑、散步、快走等。

水果
桂圆、苹果、桃子、李子等。

蔬菜
西红柿、胡萝卜、西蓝花、芦笋、洋葱等。

茶饮
莲心茶、红枣茶、西洋参茶等。

穴位
神门、合谷、心俞、内关等。

《黄帝内经》中说："心者，五脏六腑之大主也，精神之所舍也。"

《黄帝内经》认为，保心护心的首要任务就是补益心气，心气不足会导致血液运行无力。

心脏健康自测表

诊法	症状	可能的问题
手诊	指甲苍白	心血虚
	手心热	心阴虚、虚火上炎
面诊	面色淡白	心气虚、心血虚
	面色滞暗，口唇青紫	心阳虚
	唇舌色淡	心血虚
	两颊发红	心阴虚、虚火上炎
	舌烂生疮	心火上炎
	面色青白，唇色暗，舌色紫暗或有瘀斑	心血瘀阻
	面红目赤	心火上炎
足诊	足心热	心阴虚、虚火上炎
望	神疲体倦	心气虚
	神志模糊，昏迷	心阳虚
闻	呼吸微弱	心阳虚
	气短	心气虚
问	自汗	心气虚
	胸闷不适	心气虚、心血瘀阻
	心胸憋闷或作痛，大汗淋漓	心阳虚
	四肢发冷，畏寒	心阳虚、心阳暴脱
	心悸	心气虚、心血虚、心阴虚
	失眠	心血虚、心火上炎
	健忘	心血虚、心脾两虚
	心绪不宁	心血虚
	多梦，头晕	心血虚、心阴虚、虚火上炎
	烦热不安，口渴思饮，尿黄而少，小便刺痛	心火上炎
	心胸疼痛	心血瘀阻

如果一周内有3~4天出现以上症状，就在对应症状前画"√"。若出现了6个以上的"√"，就提示你需要好好调养自己的心了。

心，君主之官

《黄帝内经》中说："心者，君主之官也，神明出焉……故主明则下安……主不明则十二官危。"君主，是古代国家帝王的称谓。国家的君主负责有关国家未来、安危的所有决策，君主圣明则天下安定，君主糊涂则天下动乱。

《黄帝内经》将心称为"君主"，就是肯定了心在五脏六腑中的重要性。心总领和协调着人体的脏腑、经络、精、气、血、津液等各项生命活动，倘若心脏功能健全，则人的各项生命活动就会有条不紊。反之，就会导致许多疾病。

"神明"指精神、思维、意识活动及这些活动所反映的聪明智慧，它们都是由心所主导。心主神明的功能正常，则精神健旺，神志清楚；反之，则神志异常，容易出现惊悸、健忘、失眠、癫狂等症状，也可能引起其他脏腑功能紊乱。

心血不足，则神明不安

《黄帝内经》中明确指出："血脉和利，精神乃居。"这说明阴血的滋润和供养对神志活动非常重要。明代著名医学家张景岳在《景岳全书》中也说："血虚则无以养心，心虚则神不守舍。"心血不足的患者，在临床上多表现为心悸、怔忡、烦躁、失眠、多梦、健忘、易惊、面色苍白无华等，几乎都是血不养神、神明受扰的症状。中医所使用的安神药物中，有相当一部分药物的主要功效就是宁心养血，这些都从侧面证明了只有心血旺，神明才能安宁。

心者，生之本，神之处也；其华在面，其充在血脉，为阳中之太阳，通于夏气。

——《黄帝内经》

养阳气是养心的关键

心，五行属火，《黄帝内经》更称其为"阳中之太阳"。倘若心气不足，整个机体的血液循环淤滞不畅，就会导致营养和氧气供应不足。

养心护心的关键是养神，其核心是平静心神：不要忧愁过度；减少各种欲望和杂念；减慢生活节奏；养成良好的生活习惯；适当运动；规律饮食。

此外，心属火，怕阴寒之邪耗伤阳气。无论是东汉张仲景在《伤寒论》中所说的"胸痹"证，还是现代医学中的冠心病、心绞痛、心肌梗死等，从中医角度论，均与心阳不振、心气不足有关。

暴喜伤心

《黄帝内经》中说："喜乐者，神惮散而不藏。"人的神志宜收宜藏，忌神志涣散。突如其来的惊喜会给人带来强烈的精神刺激，从而导致心率加快、血压升高、呼吸急促、汗液分泌，严重时甚至会出现昏厥、休克等危急状况。对于患有心脑血管疾病的人，暴喜无疑是一种严重的心理冲击，它不仅会诱发疾病，而且可能加重病情。所以，我们在日常生活中要善于调整自己的情绪，避免情绪过分激动。

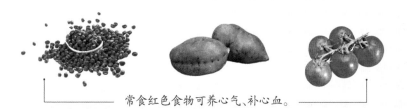

常食红色食物可养心气、补心血。

红色食物养心气

　　《黄帝内经》认为，红属火，为阳，与心相通，故红色食物进入体内后，可入心、入血，尤其是心气不足、心阳虚的人，经常食用一些红色食物，如红小豆、红薯、红辣椒、红枣、西红柿、山楂、草莓、葡萄、红茶、桂圆等，有助于增强人的心阳、心气、心血功能。

　　红茶具有调节血脂、预防心血管疾病的功效，经常饮用红茶对心脏有益。桂圆不仅可益气补血、养心安神，而且还能养颜美容、延缓衰老，是红色食物中的佼佼者。

心保健，穴位按摩功效大

　　在十二经脉中与心关系最为密切的是手少阴心经，因此无论是该经所联系的内脏（心与小肠），还是它循行经过的部位，所发生的任何异常，都可称为"心经之证"。中医将心痛、咽喉干燥、口渴等称为心的"本脏病"；将胁肋疼痛，上肢内侧后缘疼痛、发冷，掌心处发热灼痛等称为心的"本经病"。本脏病和本经病，皆为心经之病，都可取心经或心经之穴加以治疗。少海、神门、少府为心经常用穴位，按摩、拔罐、针灸均可。

一呼一吸关生死，肺好人年轻

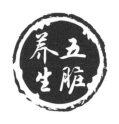

《黄帝内经》中说："肺者，相傅之官，治节出焉。"心（君主）需要肺（宰相）的协助，才能对整个生命活动起到治理、调节和约束的作用。肺还主皮毛，倘若肺的功能好，人就会显得年轻。

肺主一身之气

肺对气的调控与管理，主要是通过宣发和肃降来实现的。其宣发作用主要体现为将脾运化传送而来的气血、津液上输于头面诸窍；其肃降作用主要体现为将人体中的津液，通过上焦、中焦、下焦输布至其他各个脏腑器官。

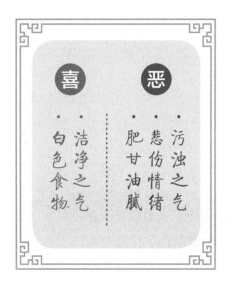

喜	恶
洁净之气 白色食物	污浊之气 悲伤情绪 肥甘油腻

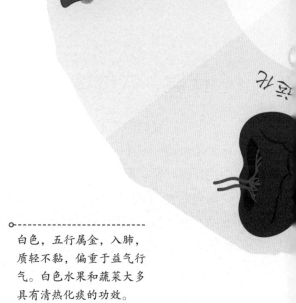

主藏

主疏泄　肝

白色，五行属金，入肺，质轻不黏，偏重于益气行气。白色水果和蔬菜大多具有清热化痰的功效。

久卧少动之人，呼吸功能会减弱，导致清气摄入少，浊气积聚多，人很容易出现缺血、缺氧的状况。

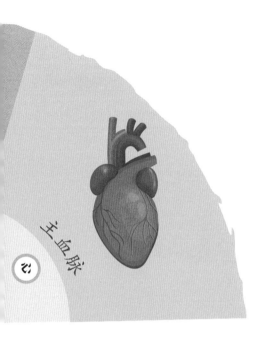

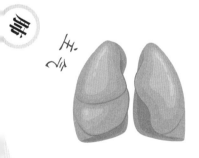

养护肺脏这样做

戒烟；多食用一些清肺润肺的食物，如雪梨、蜂蜜等；适度进行有氧运动，如散步、做体操等；保持愉悦心情。

运动
慢跑、散步、体操等。

水果
雪梨、枇杷、柚子等。

蔬菜
莲藕、菜花、白萝卜等。

茶饮
桑叶茶、百合茶等。

穴位
肺俞、足三里、阴陵泉、气海等。

《黄帝内经》提道：肺系一身之气，司呼吸，主皮毛，开窍于鼻。

肺脏健康自测表

诊法	症状	可能的问题
面诊	舌红苔少	肺阴虚
	面色发白	肺气虚
	舌淡苔薄白	肺气虚
	午后颧红	肺阴虚
	舌尖红	风热犯肺
	舌苔薄黄	风热犯肺
	舌苔白腻	痰湿阻肺
望	语言乏力	肺阴虚
	咳而气短	肺气虚
	咳喘无力	肺气虚
	形瘦羸弱	肺阴虚
	怠倦懒言	肺气虚
闻	声音低怯	肺气虚
	声音嘶哑	肺阴虚
问	鼻内干灼	肺阴虚
	咽痒干咳	肺阴虚
	五心烦热	肺阴虚
	久咳不愈	肺气虚
	痰液清稀	肺气虚
	畏风形寒	肺气虚
	潮热盗汗	肺阴虚
	少寐失眠	肺阴虚
	干咳少痰	肺阴虚
	自汗，盗汗	肺阴虚、肺气虚
	痰黏难咳出	肺阴虚、风热犯肺
	痰黄	风热犯肺
	胸闷	痰湿阻肺
	易患感冒	肺气虚
	鼻塞，流黄鼻涕	风热犯肺
	呼吸无力	肺气虚

对照上表，如果一周内有 3~4 天出现了这些症状，就在对应症状前画上"√"。若出现了 6 个以上的"√"，则说明肺已经在"抗议"了，这就提示你需要好好调养自己的肺了。

肺，相傅之官

《黄帝内经》中说："肺者，相傅之官，治节出焉。"相，指的是宰相；傅，指的是师傅、老师。在古代，宰相是君王最得力的助手，国家政令由君主下达，宰相则在贯彻政令、处理国家日常事务中扮演着至关重要的角色。许多时候，宰相兼具双重身份，既是君王的助手，又是教导君王的老师。

在人体中，心为君主之官，它需要肺这样一个角色从旁协助，管理整个人体的各项生理机能，而肺主要是通过气血来调节人体的各项生理功能。心发出的是指令、意志、精神，肺则负责将这些"政令"散布到气能够到达的地方，从而辅助心脏对人体进行治理、调节和约束。有时候，肺还会对君王不正确的"政令"给予纠正和约束，这就是"傅"的作用。

养肺重在润燥

肺居胸中，不耐寒热，喜润恶燥，古人称其为"娇脏""清虚之脏"。肺叶娇嫩，通过鼻窍直接与外界相通，且外合皮毛，因此易受诸邪侵袭。如果肺失清净，浑浊不堪，气无居所，津液丢失，就会导致卫气不足，肌表失养，风、寒、暑、湿、燥、火等病邪便可乘虚而入。

养肺润肺需从饮食、情绪、起居、运动等多方面综合调理。多吃养阴润燥的食物，如百合、山药等，忌食辛辣食物；保持愉悦的心情，可借助音乐、书法等来调节情绪；保持充足的睡眠，不熬夜；适当运动，如太极拳、八段锦等都是不错的选择。

人受气于谷。谷入于胃，以传于肺，五脏六腑，皆以受气。

——《黄帝内经》

久卧伤肺，老年人不宜久卧

　　《黄帝内经》中认为，气为人之本，属阳，喜动，散布四方。因而，在正常情况下，气在体内是一刻不停地运行着的，气若是运行减缓或受阻，便为"气滞"，属病理状态。卧为静，是动的反面，这与气属阳、喜动的特性显然是背道而驰的。因此，久卧少动之人，体内气血、津液很容易发生淤滞。

　　现代医学也证明，久卧不利于人的健康。临床上，许多患者尤其是中老年慢性病患者，其病程较长的原因之一就是长期卧床。长期卧床，皮肤受压，局部血液循环不良，容易导致褥疮；肺内痰液排出不畅，易造成坠积性肺炎；小便减少，膀胱积液，易诱发尿路感染。

　　按照《黄帝内经》的观点，以上这些病症均与肺功能异常有关，所以久卧伤气、伤肺的说法有充分的临床依据。即便是无病之人，久卧也会因经脉瘀阻不通，气血运行不畅，出现精神萎靡、身倦乏力、食少纳呆、动则心悸、气短汗出等不适。

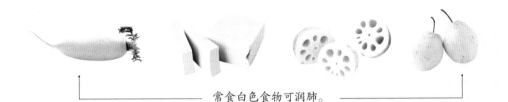

常食白色食物可润肺。

白色食物能润肺

　　《黄帝内经》中指出：白色单纯洁净，五行属金，入肺，质轻不黏，偏重于益气行气。按照五行中火能克金、金可耗火的理论，白色的水果、蔬菜，如白萝卜、梨、藕、茭白、百合、冬瓜等，大多具有清热、化痰、利水、通便等功效。

　　白萝卜具有宽胸舒膈、健胃消食、除痰止咳、润燥生津、解毒散瘀、通利二便等功效，尤其适合肺气肿患者及肺热者食用。我国民间有"十月萝卜小人参"的谚语。李时珍在《本草纲目》中也称白萝卜为"蔬中最有利者"。

肺保健，穴位按摩功效大

　　五脏中肺主气，司呼吸，重在宣发与肃降，经常按摩或艾灸肺经经穴，可清热化痰、宣通肺气。手太阴肺经起于人的中焦，先向下联络大肠，随后向上绕经横膈膜与肺相接，再从腋下分出，沿着手臂外侧，经过肘窝至腕部，从拇指分出；另一支脉则从腕后分出，并于食指尖，与大肠经相接。经络中凡阴经的循行路线皆是由内至外，故按此方向按摩者为顺为补，与其相反者为逆为泻。常用穴位有尺泽、孔最、列缺、太渊。

人老脾先衰，脾虚百病生

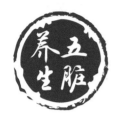

《黄帝内经》中说："脾胃者，仓廪之官，五味出焉。"人体吃进去的食物需要通过脾胃进行消化吸收，以充养四肢百骸。如果人的脾胃运化功能异常，就会引起营养不良，进而导致经脉空虚、肌肉萎缩等病变。

脾气足，气血才充盈

水谷之物摄入体内后，若脾气不足，胃中水谷不腐，运而不化，不仅无助于气、血、津液的生成，反而会造成脾气呆滞，引发食积、湿阻等病症。因此，后天调养滋补气血，关键在于健运脾胃。

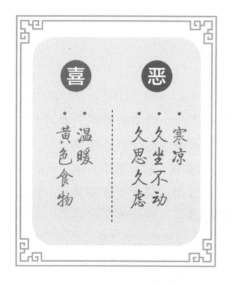

喜	恶
温暖 黄色食物	寒凉 久坐不动 久思久虑

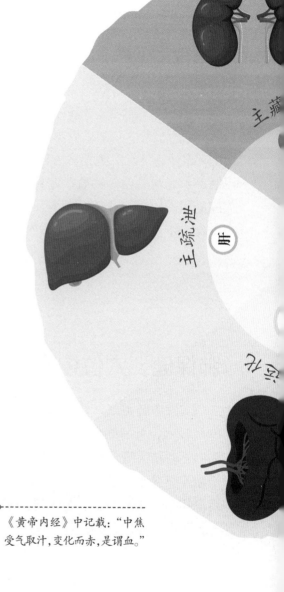

《黄帝内经》中记载："中焦受气取汁，变化而赤，是谓血。"

久坐伤脾。长时间坐着，会影响脾的运化功能。

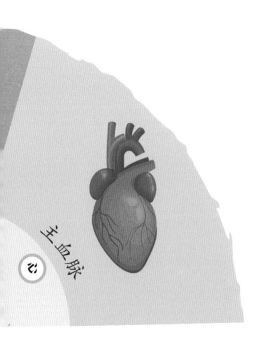

主血脉

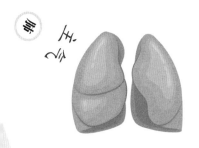

养护脾脏这样做

注重营养均衡，多吃水果、蔬菜、全谷类食物和富含蛋白质的食物，控制高脂肪和高胆固醇食物的摄入，少食生冷、辛辣等刺激性食物。

运动
散步、瑜伽等。

水果
山楂、橙子、香蕉等。

蔬菜
南瓜、山药等。

茶饮
陈皮茶、荷叶茶、茯苓茶等。

穴位
足三里、公孙、太白、脾俞等。

脾"喜燥恶湿"。若湿邪入脾，脾气健运无力，会导致体内水湿不化，从而出现湿邪困脾、脾虚生湿的恶性循环。

脾脏健康自测表

诊法	症状	可能的问题
手诊	指甲苍白	脾不生血
面诊	舌苔淡白	脾气虚
	面目苍白或水肿	脾阳虚
	舌苔白滑	脾阳虚
	皮肤出现紫斑	脾不统血
	唇舌苍白	脾不生血
望	形体消瘦	脾气虚
	神疲乏力	脾气虚
闻	少言懒语	脾气虚
问	腹胀食少	脾气虚、脾阳虚
	肥胖水肿	脾气虚
	食后胀甚	脾气虚
	大便溏稀	脾阳虚
	腹痛绵绵	脾阳虚
	喜温	脾阳虚
	形寒气怯	脾阳虚
	四肢冰冷	脾阳虚
	小便短少	脾阳虚
	白带多而清稀色白	脾阳虚

对照上表，如果一周内有 3~4 天出现了以上症状，就在对应症状前画上"√"。若出现了 6 个以上的"√"，则说明脾已经在"抗议"了，这就提示你需要好好调养自己的脾了。

脾为后天之本

人吃进的食物并不能直接被人体吸收和利用，需要脾胃等器官对其进行腐熟、转化、升清、降浊等一系列的生理代谢，化生为气血、津液后，才能营养脏腑经络、四肢百骸。如果人的脾胃运化功能异常，消化吸收功能发生障碍，就会出现气血不足、经脉空虚、肌肉萎缩等各种病变。临床上的慢性泄泻、食欲缺乏、头晕耳鸣、身倦乏力、面色苍白等症状，大多为脾阳不振、运化无力，引发气血虚亏所致。因此，人虽然以水谷为食，但其所有的生命活动都离不开脾胃的受纳与运化作用，故《黄帝内经》中说："脾胃者，仓廪之官，五味出焉。"后人总结为"脾为后天之本，气血生化之源"。

脾主水液代谢

《黄帝内经》将人体中除血液之外一切正常的水液统称为"津液"。津液主要来源于饮食水谷，经脾的运化、肺的通调、肾的气化、肝的疏泄，运行于全身，发挥其滋润器官、濡养全身、调节阴阳平衡、参与代谢、排出废物等生理功能。其中，脾处在中焦枢纽位置，主吸收运化、上通下达、布散全身，对水液的代谢尤为重要。因此，如果脾失运化，或脾阳不振，或脾气不升，水液就会泛滥，积水成饮，聚水为痰，从而引发诸多疾病。中医将此类疾病中的虚证称为"脾虚生湿"。因此，但凡与水湿有关的病症，中医都会以醒脾、健脾，尤其是振奋脾阳、补益脾气之法以祛水利湿。

心恶热，肺恶寒，肝恶风，脾恶湿，肾恶燥。是谓五恶。

——《黄帝内经》

防湿是养脾的关键

《黄帝内经》中认为，湿属阴，其性寒，可导致体内阳气阻遏。脾的最大特点就是"喜燥恶湿"，这是因为脾运化的都是水谷等物质，需要阳气的温煦，以顺利化生气血。若水湿困于脾，会影响脾胃的消化吸收功能，出现食欲缺乏、大便溏泄、恶心呕吐等症状。而脾气虚弱，健运无力，又会导致体内水湿不化，从而引发湿邪困脾、脾虚生湿的恶性循环。因此，在日常生活中，为了呵护脾胃的阳气，我们应尽可能远离湿气、湿地，如避免涉水淋雨、住所保持通风等，这是因为风为阳，湿为阴，《黄帝内经》中认为，风能胜湿。

思伤脾，怒胜思。湿伤肉，风胜湿。

——《黄帝内经》

久思伤脾

思为脾之志，思考本身是人的正常心理活动之一。但思虑过度就会扰乱脾的正常功能，出现食欲不振、无精打采、胸闷气短等症状。很多思虑过度的人往往特别瘦，所以古人讲"心宽体胖"。现在许多小孩子活动量减少，往往变得虚胖，这也和脾气不足有关。

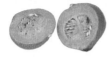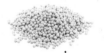

常食黄色食物可健脾养胃。

黄色食物益脾胃

　　五行中黄色属土，五脏中脾胃属土，黄色食物摄入体内，有健脾益胃的功效。因此，脾胃虚寒的人应多吃一些黄色食物，如小米、山药、玉米、南瓜、黄豆、土豆等。另外，一些白色食物炒焦后也可健脾。例如，中医认为，炒薏米的健脾功效要胜过生薏米或煮薏米。因此，临床上常会将生薏米放入锅内，炒至微黄后再让脾虚者服用。

　　小米有清热解渴、健脾和胃、补益虚损等功效，为健脾益胃之首选。以小米熬粥，粥的表面常会漂浮一层细腻的黏稠物，俗称"米油"，其滋补力甚强，故民间有"米油赛参汤"之说。

脾保健，穴位按摩功效大

　　脾为"后天之本"，其主要功能是将摄入的水谷转化为气、血、津液，然后再通过心、肺输送至全身各个脏腑组织，供应人体生命活动之需。临床上脾多虚证而少实证，即便是实证，其中也常夹有虚象，如食积湿阻者，时间一长必致脾虚。因此，中医非常重视脾胃功能的调养，常用方法为按摩或艾灸脾经上的相关穴位以助运化，常用穴位有太白、三阴交、血海等。

百病从肝治，肝好五脏安

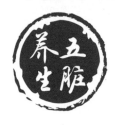

《黄帝内经》中说："肝者，将军之官，谋虑出焉。"肝就如同一个将军，对外巡视四方，固守边疆；对内疏泄气机，助脾胃之升降，运化水谷精微。倘若肝脏功能健全，其他脏器也会得到护佑。

肝主疏泄，外守内调

首先，肝气能促进脾胃的运化、胆汁的分泌，以保证营养物质的消化吸收充分、代谢产物的排泄畅通；其次，肝脏的疏泄功能体现在能宣泄体内的郁积之气，调节人的情绪；最后，肝脏还具有贮藏血液、调节血量的功能。

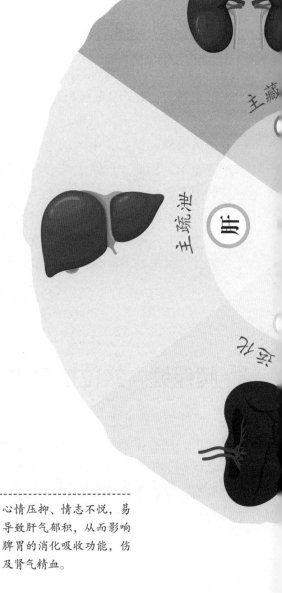

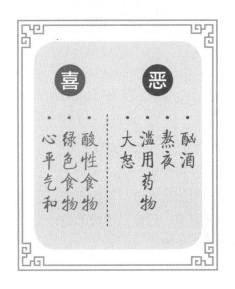

喜　恶

心平气和　绿色食物　酸性食物　｜　大怒　熬夜　滥用药物　酗酒

心情压抑、情志不悦，易导致肝气郁积，从而影响脾胃的消化吸收功能，伤及肾气精血。

酒中的乙醇进入人体后，需要通过肝的分解来解毒，过量饮酒对肝细胞的损害非常大。

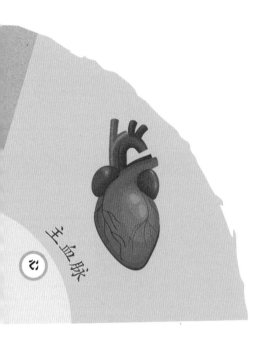

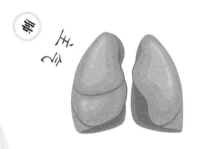

主血脉

肺主气

养护肝脏这样做

少吃或不吃高油脂、高胆固醇食物；戒酒及含酒精的饮品；早睡早起，不熬夜，避免劳累；保持乐观情绪；避免滥用药物。

运动
跳舞、瑜伽、太极拳等。

水果
荔枝、葡萄、柠檬、乌梅等。

蔬菜
芹菜、菠菜、油麦菜、生菜等。

茶饮
决明子茶、枸杞茶、菊花茶等。

穴位
肝俞、太冲、太溪、三阴交等。

《黄帝内经》中记载："肝气通于目，肝和，则目能辨五色矣。"

《黄帝内经》指出：卧则血归于肝。人在睡觉时血液回归肝脏，可对肝脏进行充分的滋养，因此睡好觉是养肝的关键。

肝脏健康自测表

诊法	症状	可能的问题
手诊	两手手心发热	肝阴不足
	手掌黄色	胆汁外溢、肝胆湿热
	小鱼际处发红、色深，称为"肝掌"	气滞血淤
	食指过于细弱	肝阴亏虚
面诊	面红，眼珠肿痛，伴头痛、头晕	肝火上炎
	眼睛常有红血丝	肝火上炎、肝阳上亢
足诊	足心发热	肝阴不足
	脚掌皮肤发黄	胆汁外溢
	趾柔软肥胖，趾腹凹凸不平	肝阴亏虚，水湿内停
	趾发黄或发白，掌垫增厚，纹理磨蚀严重	湿困肝脾
	脚指甲动摇脱落	肝阴不足
望	易怒	肝阳上亢、肝火上炎、肝气郁结
闻	常有口臭	肝胆湿热
问	嘴里常发苦，便秘，尿黄	肝火上炎
	经常口干舌燥	肝阴不足、肝火上炎
	无法熟睡，多梦	肝阳上亢、肝火上炎
	心悸，健忘，头重脚轻，腰膝酸软	肝肾阴虚
	耳鸣如潮	肝阴不足、肝阳上亢、肝火上炎
	胸闷，胸痛	肝气郁结、肝阴不足
	腹胀，腹痛	肝气横逆犯脾
	潮热盗汗	肝阴不足

如果一周内有3~4天出现以上症状，就在对应症状前画"√"。若出现了6个以上的"√"，就提示你需要好好调养自己的肝了。

肝，将军之官

《黄帝内经》中说："肝者，将军之官，谋虑出焉。"它把肝比喻为一个有勇有谋的将军，用现代白话说就是"人体的健康卫士"。肝的主要任务就是为人体的健康而奋战厮杀，无论是身体上的哪个部位，只要有需求，肝就会将所藏之血输送过去，并通过其强大的疏泄功能，或升或降，或出或入，将气机通达至此。因而，肝实际上是人体能量的"发动机"和"调节阀"。肝的疏泄功能主要表现在以下几个方面：首先，肝气能促进脾胃的运化、胆汁的分泌，以保证营养物质的消化吸收、代谢产物的排泄畅通；其次，它能宣泄人的情志，调节人的情绪；最后，肝藏血，它还具有贮藏血液、调节血量的功能。

人卧，血归于肝

肝作为人体中的一个大血库，起着贮藏和调节血量的作用。正常情况下，肝血经肝气的疏泄调节，供应各脏腑器官的代谢活动，如进食时血液会向消化道集中；女性经期时，盆腔充血较为明显；人在思考问题时，血液则大量涌入头部；人在静卧休息时，有相当一部分血液会回流至肝脏。《黄帝内经》指出"人卧血归于肝"。因此，中医认为，睡好、休息好是养肝护肝的关键。

肝气通于目，肝和，则目能辨五色矣。

——《黄帝内经》

久视伤肝血

《黄帝内经》中说："肝足厥阴之脉……连目系。"肝的精血循肝经上注于目，使其发挥视觉作用。肝的精血充足，肝气调和，眼睛才能发挥视物辨色的功能。如今，人们的生活工作、休闲娱乐越来越离不开电脑和手机，眼睛盯着显示屏，长时间得不到休息，就会大量消耗肝血，看似受伤的是眼睛，其实最终损伤的却是肝脏。因此，我们平常应注意用眼习惯，使用电脑或手机每隔 1 小时应休息 5~10 分钟，这样能减少肝脏和视力的损伤。

肝藏血，血舍魂。肝气虚则恐，实则怒。

——《黄帝内经》

心情压抑、爱生气都易伤肝

日常生活中，凡是肝气疏泄功能正常者，大多心情舒畅、精神愉快、思维灵敏、气血平和。肝气疏泄功能异常者，则往往精神压抑、郁郁寡欢、情绪烦躁、易发怒。心情压抑、情志不悦，非常容易导致肝气郁结、气机阻滞。气郁化火，可引发肝火或心火上扰，而木旺克土，又将影响脾胃的消化吸收功能；子病及母，又会伤及肾气精血，从而形成恶性循环。所以，保养肝脏，首先是要调适人的情志，保持心情的舒畅，这样有助于肝气的疏泄、气机的条达。

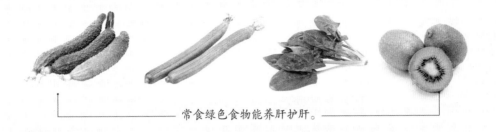

常食绿色食物能养肝护肝。

绿色食物能养肝

《黄帝内经》认为，青色（绿色）属木，入肝，绿色食物具有疏肝强肝的作用，是人体良好的"排毒剂"。此外，五行中木克土、肝制脾，因此绿色食物还可以起到调节脾胃消化吸收功能的作用。菠菜、芹菜、丝瓜、黄瓜、猕猴桃、绿茶等食物，都有很好的疏肝养血、滋阴明目的作用，同时还能减轻各种毒素对人体的损害，增强机体的免疫力。

肝保健，穴位按摩功效大

仔细对照"肝脏健康自测表"，若发现肝有异常，不论是实证（如肝气郁结、肝火上炎、肝阳上亢等），还是虚证（如肝阴不足、肝肾阴虚等），我们都可以通过按摩肝经进行调理。可从大腿根部或拇趾开始，或向下或向上，施以点按揉摩，遇到局部有压痛点时，按摩时间可稍长，手法可稍重，这样较有利于打通被阻滞的穴位。同时，也可取肝经上的重点穴位，通过按摩或艾灸疗法予以调理，常用穴位有太冲、行间、曲泉等。

肾好人不老，男女皆要养

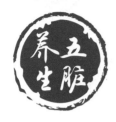

《黄帝内经》中说："肾者，作强之官，伎巧出焉。"肾主生长、发育与生殖，只有肾气充盛，人才能筋骨强健、动作敏捷、精力充沛，才能拥有健全的生殖孕育功能以延续生命，因而男女皆要养肾。

肾藏精气，供养脏腑

人体中的气、血、津液等精华物质，充盈丰盛时，可贮存于肾中。而当人体需要时，肾又会将其所藏之精化生为气、血、津液，重新回馈五脏六腑，以满足人体新陈代谢和各项生理活动的需要。

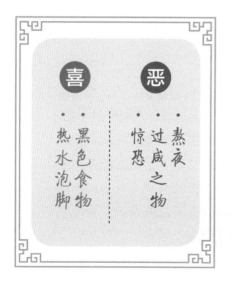

喜

· 黑色食物
· 热水泡脚

恶

· 惊恐
· 过咸之物
· 熬夜

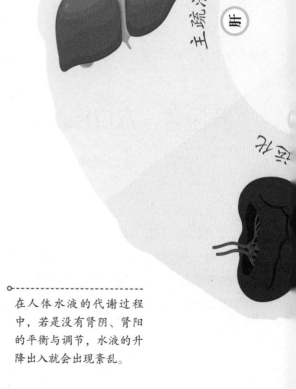

主藏

主疏泄

肝

在人体水液的代谢过程中，若是没有肾阴、肾阳的平衡与调节，水液的升降出入就会出现紊乱。

肾固藏功能的强弱，直接影响尿道、肛门、阴道的开泄与闭合，所以中医治疗男性遗精早泄、女子带下等症，常从补肾着手。

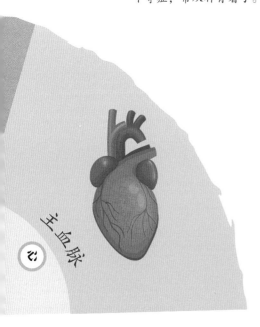

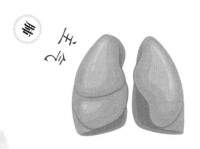

养护肾脏这样做

适当进食黑米、黑豆、黑芝麻等补肾食物；减少盐分、糖分的摄入；保证充足的睡眠，避免过度劳累；平时多饮水，勤排尿。

运动
深蹲、提肛、俯卧撑等。

水果
桑葚、蓝莓等。

蔬菜
韭菜、洋葱、冬瓜、包菜等。

茶饮
枸杞茶、菟丝子茶、肉苁蓉茶等。

穴位
关元、太溪、涌泉、肾俞等。

《黄帝内经》中说："肾藏精，精舍志，肾气虚则厥，实则胀，五脏不安。"

《黄帝内经》中认为，精能化气，气可化神，人若是劳神过度，就会耗精伤肾。

肾脏健康自测表

诊法	症状	可能的问题
面诊	舌质淡，舌苔白	肾气虚
	面色白、黑或黑中带黄，舌质淡，舌苔白腻或白滑	肾阳虚
	咽干颧红，舌红少津	肾阴虚
足诊	足心发热	肾阴虚
望	精神不振	肾气虚
	头昏乏力	肾气虚、肾阴虚
	精神萎靡	肾阳虚
闻	喘息，声音低弱	肾气虚
问	小便多，腰酸膝软	肾气虚
	夜尿多	肾气虚、肾阳虚
	畏寒肢冷，腰膝以下发凉，小便清长，阳痿或早泄，精冷阴凉，下肢水肿，大便溏稀，滑精带下	肾阳虚
	头晕耳鸣，失眠多梦，五心烦热，梦遗带下，阳强易举，潮热盗汗，腰酸膝软	肾阴虚

如果一周内有 3~4 天出现以上症状，就在对应症状前画"√"。若出现了 6 个以上的"√"，就提示你需要好好调养自己的肾了。

肾，作强之官

《黄帝内经》中记载："肾者，作强之官，伎巧出焉。"前人在为《黄帝内经》作注时解释说："强于作用，故曰作强；选化形容，故云伎巧。在女则当其伎巧，在男则正曰作强。"所谓强，就是弓箭，人要拉弓射箭，首先要有力气。而"选化形容"则直接指向肾造化生命的功能。我们常说，人有两大基本欲望——食欲与性欲。食欲与脾对应，性欲则与肾相对应。只有肾气充盛，人才能筋骨强健、动作敏捷、精力充沛。

用脑过度消耗肾精

"脑为髓海"，髓生于肾，神作为人体生命活动的最高形式，它的物质基础是精和血。精归肾藏，血由心主，皆由精所化。所谓精神，是精在前，而神在后，是先有精，而后有神。因此，《黄帝内经》中认为，用脑过度，除了会伤心耗血，对肾的伤害也非常大。故长期熬夜的脑力劳动者应多吃坚果，如核桃、栗子等，以补肾健脑。

恐惧而不解则伤精，精伤则骨痠痿厥，精时自下。

——《黄帝内经》

养肾注意防惊恐

《黄帝内经》中说："恐则气下……惊则气乱。""恐则气下"，是指人处于恐惧状态时，会导致上焦气机闭塞不畅，气陷于下，表现为坐卧不安、频繁上厕所，甚至大小便失禁等，人有时候吓得尿裤子，说的就是这种情况；"惊则气乱"，是指机体正常的生理活动会因惊慌而出现心神不定等现象。按照五行相生相克理论，恐在肾，属水；思在脾，属土；而土克水，所以思胜恐。思是一个认知过程，能约束人的各种情感活动。当人感到恐惧时，静下来思考一番，或经周围人开导、分析，就能够神志清醒、思维正常，从而消除恐惧心理。

踮脚百步走，补肾固元填精髓

循经足部的三条阴经，主要分布于大腿内侧，其中前侧为足太阴脾经，中间为足厥阴肝经，后侧为足少阴肾经，故经常踮脚有利于疏通这三条经脉的气血，从而发挥补肾固本、填髓益精的作用。踮脚走路时，每走30~50步，可稍事休息，然后再走，速度可根据自己的身体状况而定，以感觉舒适轻松为宜。初始练习不宜操之过急，可手扶墙壁，保持身体平衡，熟练后可不借助外物。长期坚持，不仅能补肾填精，还有瘦腿塑形的功效。

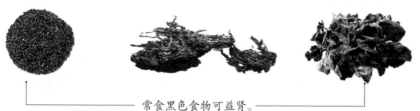

常食黑色食物可益肾。

黑色食物能养肾

黑色，五行属水，入肾，因此常食黑色食物可益肾补肾。黑芝麻、黑木耳、紫菜等黑色食物的营养保健和药用价值都很高，多吃可降低动脉硬化、冠心病、脑卒中等疾病的发病率，对流感、慢性肝炎、肾病、贫血、脱发等也有一定的疗效。

黑豆，味甘，性平，入脾、肾两经，形状非常像人的肾脏，具有补肾强身、健脾利水、活血消肿、乌发润肤、抗衰老等多种功效，发酵后的黑豆补肾效果极佳，特别适合肾虚者，或脾肾两虚者食用。

肾保健，穴位按摩功效大

肾维系着人体的阴阳平衡，因而养生保健的关键就是"固肾保精"。每天酉时（17:00~19:00），或站或坐，隔着外衣，手握空拳捶打或用手掌轻轻推揉肾经，可调畅气血、补肾壮阳。

按摩照海：照海在奇经八脉中属阴跷脉，与足少阴肾经交会。按摩照海不仅具有滋阴降火、补肾益气、通调三焦的作用，还可安神助眠。

按摩太溪：太溪为足少阴肾经的原穴和输穴，是肾气的源头。按摩太溪可改善头晕耳鸣、遗精、失眠、月经不调等症状。

按摩涌泉：涌泉是足少阴肾经的起始穴，被誉为补肾固元的"长寿穴"。肾虚患者经常按摩涌泉，可以增强肾脏功能，促进肾气的生发。

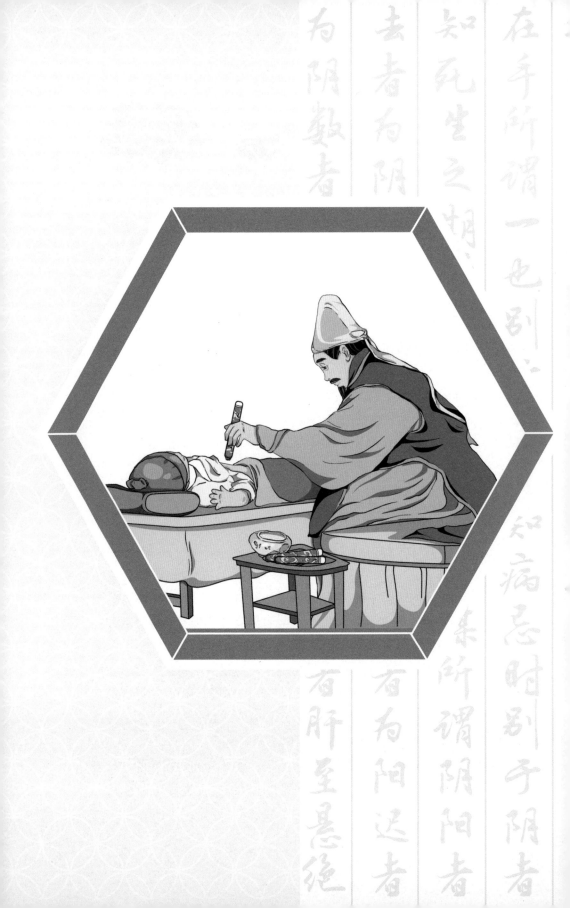

第五章
《黄帝内经》之饮食有节，起居有常

《黄帝内经》的养生思想贯穿于我们日常的饮食起居中，掌握正确的方法，一饭一饮，一卧一眠，时时处处无不养生。例如，在饮食方面，首先要做到饮食有节，其次要根据季节的变化选择不同食性的食物等；在起居方面，要顺应四时气候的变化安排作息时间，如在合适的时间睡觉、锻炼身体等，以提高对自然环境的适应能力。

饮食有节

吃饭喝水，这是我们每天必须要做的事情。做得是否"正确"，直接关乎我们的身体健康。怎么做才算正确呢？答案是：有节。所谓有节，一是指分量适度，二是指饮食顺应时节的变化，同时还应注意饮食的多样性和营养的均衡。

以食为补，药食同源

许多食物可以药用，许多药物也可以食用，两者之间很难严格区分，这就是"药食同源"的理论基础，也是食物疗法的理论基础。日常生活中，常见的药食两用之品有山药、木瓜、枸杞、百合、决明子、蜂蜜、黑芝麻、金银花、红枣等。在饮食中加入一些药性平缓或药食两用之物，就形成了药膳。

食用药膳应遵循一定的原则

因证用膳：《黄帝内经》讲究辨证施治。药膳的应用也应在辨证的基础上选料配伍，如血虚的患者应多选用补血的食物如红枣、花生等，阴虚的患者应多食用枸杞、百合、麦冬等。只有因证用膳，才能发挥药膳的保健作用。

因时而异：春季选用可帮助阳气升发、调畅气机的药膳；夏季宜多食清热解暑、利尿除湿的药膳；秋季药膳重在养阴润燥；冬季药膳重在温补脾肾。

因人用膳：体质、年龄不同，在药膳的选择上也有所差异。小儿体质娇嫩，不宜选用大寒大热之品；老年人多肝肾不足，用药不宜温燥；孕妇不宜用活血滑利之品，恐动胎气。

因地而异：不同地区的人，在药膳的选择上也有差别。潮湿之地的人，饮食宜温燥辛辣；寒冷之地的人，饮食宜热而滋腻。在药膳选料时，也应遵循不同的选料原则。

不时不食，顺时而食

不时不食，意指饮食一定要顺应大自然的规律，大自然什么时候给，我们就什么时候吃。时令食物不仅味道鲜美，而且携带着天然的功效，是对人体非常有益的食物。有些催熟的食物，在生长过程中使用了很多化学药剂，不光味道不好，人吃了还可能生病。所以我们吃东西尽量要吃应季的，不仅经济实惠，而且对身体也有好处。

关于什么季节该吃什么食物，很多民间食俗早就给出了答案。韭菜有"春菜第一美食"之称，"门前一株椿，春菜常不断"，韭菜和香椿是常见的时令春菜。夏天有"君子菜"苦瓜，"夏天一碗绿豆汤，解毒去暑赛仙方""夏季吃西瓜，药物不用抓"，夏天多吃这些食物可以解暑除烦。秋天各种水果都上市了，苹果、梨、柑橘等都是不错的选择。冬天常吃的蔬菜就是白菜，此外，冬季也是进补的好时节，可以多吃些羊肉、牛肉等温补的食物，能补中益气，提高免疫力。

五脏应四时，各有收受乎？

——《黄帝内经》

跟随四季调五味

《黄帝内经》中说："有辛酸甘苦咸，各有所利，或散或收，或缓或急，或坚或软，四时五脏病，随五味所宜也。"五脏在不同的季节有不同的盛衰变化。那么，我们该如何协调饮食"五味"与四季的关系呢？

春天：少酸多甘

《黄帝内经》中说"肝主春……肝苦急，急食甘以缓之……肝欲散，急食辛以散之，用辛补之，酸泻之"。春季是大自然阳气上升的季节，人体也需要顺应这种趋势，养护阳气，可多吃葱、大蒜、韭菜、羊肉等温性食物。同时，春季也是养肝的时节，因为酸味入肝，常吃酸性食物会使肝火旺盛，肝火旺盛会加重脾的负担，而甘味食物可以养脾，脾主运化，脾的功能好了，就可以很好地协调肝脏发挥疏泄功能，有利于肝脏排出身体内的毒素和垃圾。因此，春天应多吃甘味食物，少吃酸性食物。

夏天：多食苦味

《黄帝内经》说"苦入心"，苦味食物有健脾开胃、消炎退热的作用，夏天为心经旺盛之时，多吃苦瓜、苦菊等清热之物，可起到养心护心的作用。此外，适当食用西红柿、西瓜、樱桃等红色食物，能有效减轻疲劳、舒缓心情。夏天人体出汗较多，钾流失较多，所以应多吃些含钾的新鲜蔬果，如草莓、杏、芹菜、毛豆等。

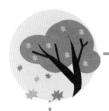

秋天：少辛多酸

秋季饮食，宜贯彻"少辛多酸"的原则。因为肺主辛，通气于秋，肺气盛于秋，少吃辛味，可有效防止肺气太盛。又因为肝主酸，辛能胜酸，所以秋季减辛以平肺气，增酸以助肝气，以防肺气太过而胜肝，使肝气郁结。根据这一原则，一方面可多食用柠檬、山楂、石榴、酸枣仁、乌梅等酸性食物，以及人参、沙参、麦冬、川贝、杏仁等有益气滋阴、润肺化痰作用的食物；另一方面要少吃葱、姜、韭菜、辣椒等辛味之品。

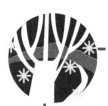

冬季：少咸宜补

冬季为肾经旺盛之时，肾主咸，若咸味吃多了，就会"过咸伤肾"，影响"肾主水"的功能，所以应少食咸味食物。此外，黑豆、黑木耳等黑色食品营养丰富，含有多种氨基酸和铁、锌等元素，可以补血养肾，增强人体免疫功能。冬季寒冷，可通过食用羊肉、栗子等高热量食物及莲藕、胡萝卜等根茎类蔬菜来提高抗寒能力。也可多吃虾皮、花生、牛奶等高钙食物，通过补钙增加机体抗寒能力。

饮食搭配，营养均衡更健康

《黄帝内经》中说："五谷为养，五果为助，五畜为益，五菜为充，气味合而服之，以补精益气。"它指出饮食应以各种谷物为主，以各种水果为辅，以各种肉食作为调剂，以各种蔬菜作为补充，这些食物搭配起来食用，能起到补精益气的作用。

五谷为养

古代的"五谷"指的是稷、麦、稻、黍、菽五类谷物，现代所说的"五谷"泛指谷类和豆类食物。

稷 小米

为五谷之首，有和中益气、清热解毒的功效，可用以改善脾胃虚热、反胃呕吐、泄泻等症状。小米是较好的滋补食品，胃病患者常食小米粥，可起到保护胃黏膜的作用。

麦 小麦

为五谷之贵，有养心益肾、除热止渴的功效，可用于改善更年期综合征、烦热、消渴、泻痢、痈肿等症状。

稻 大米

为传统主食之一，有益气补中、健脾和胃的功效，可用于改善泻痢、烦渴等症状。大米的食用方法多种多样，但以米饭和粥最为便捷，适宜脾胃虚弱、烦热口渴者食用。

菽 黑豆

为豆中之王，味甘，性平，有活血利水、祛风解毒的功效，可用于改善水肿胀满、风毒脚气、黄疸水肿等症状。黑豆有补肾强身的作用，尤其适合肾虚人群。

黍 黄米

擅长滋补。黄米有益气补中的功效，可用于改善泻痢、烦渴、吐逆、咳嗽、胃痛等症状。黄米含有丰富的碳水化合物和蛋白质，尤其适合脾胃虚寒、消化功能弱的人。

五果为助

古代的"五果"指的是李、枣、杏、桃、栗，现在的"五果"则泛指各种水果和干果。

李

消食开胃。李子有消食开胃、生津止渴、清肝利水、补血养颜、利尿降压等功效。李子和坚果搭配着吃，可预防贫血。李子不可多吃，多吃生痰，还会引起虚热、腹胀等不适。

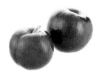

枣

补气补血。枣，即红枣，具有补中益气、养血安神等功效。红枣生吃可以养胃健脾；泡茶可以补血养气；和山药、糯米一起煮粥，可以养血安神、补虚健身。鲜枣具有通便作用。

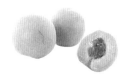

杏

清热解毒。杏，又称甜梅，有止渴生津、清热解毒等功效。甜杏的果肉、果仁均可食用。苦杏仁则是一味止咳平喘的中药。

桃

排毒养颜。桃富含膳食纤维和果胶，有养阴生津、润肠通便、美容养颜的功效。桃仁可缓解痛经、止心腹痛、通润大便，改善瘀血经闭及腹内积块。

栗

延年益寿。栗子含丰富的维生素C，可以预防和改善骨质疏松、腰腿酸软、筋骨疼痛等症状，是抗衰老、延年益寿的佳品，尤其适合肾虚者以及气管炎患者食用。

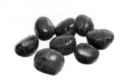

五畜为益

古代的"五畜"指的是牛、犬、猪、羊、鸡，现代则泛指一切动物性食品。

牛肉

补虚暖胃。《本草纲目》记载：牛肉可安中益气，养胃补脾，止咳止涎。牛肉有补虚暖胃、强壮肌肉、提高抗病力、补中益气、护肤等功效，尤其适合身体虚弱、营养不良者食用。

狗肉

暖身御寒。《本草纲目》记载：狗肉可安五脏，补绝伤，轻身益气，宜养肾，补胃气，壮阳，暖腰膝，益气力。狗肉有暖身御寒、补肾壮阳、抗虚弱等功效，适宜阳气不足、老年体弱、四肢不温者食用。

猪肉

补充蛋白质。《本草纲目》记载：猪肉可治疗狂病经久不愈，可压丹石，解热毒，补肾气虚竭。猪肉有补血养血、补充蛋白质、养肤美颜、促进新陈代谢、强健身体等功效，尤其适合贫血及营养不良者食用。

羊肉

补肾壮阳。《本草纲目》记载：羊肉可暖中，治乳余疾，补中益气，镇静止惊，止痛，益养产妇。羊肉有抗病益寿、补肾壮阳、祛寒强身、预防贫血的功效，尤其适合在寒冷的冬季食用。

鸡肉

温中益气。《本草纲目》记载：鸡肉可解蛊毒。鸡肉有强身健体、温中补虚、补血护肤、健脾胃、养颜、补肾益精等功效，尤其适合血虚、脾虚、体弱者和肺病患者食用。

五菜为充

《黄帝内经》说"五菜为充"，"充"是"辅佐谷气"的意思。古代的"五菜"指的是葵、藿、薤、葱、韭五种蔬菜，如今，葵、藿、薤已较少出现在现代人的餐桌上，葱、韭现代人常吃。现代各类蔬菜繁多，已不以五种为限。

葵

古人常食。葵，又名冬葵，民间称为"冬苋菜"或"滑菜"。《本草纲目》中记载葵菜"古人种为常食，今之种者颇少"。葵菜现多野生，少有种植，已渐渐退出了人们的餐桌。

藿

清新小蔬。在古代，藿指的是大豆苗。今天，豌豆苗可以看作为"五菜"中的藿。豌豆苗味清香，质柔嫩，滑润适口，含有多种人体所需的氨基酸，是春季餐桌上的一道佳肴。

薤

菜中"灵芝"。薤的鳞茎称为"薤白"，是现代人常用的一味中药。薤有宽胸理气、通阳散结等功效，可用于胸痹心痛彻背、胸脘痞闷、咳喘痰多、脘腹疼痛等症状。由于薤白药用价值高，产量少，因而素有菜中"灵芝"之美称。

葱

无葱不炒菜。葱是现代饮食中常见的调味品，其营养价值和药用价值不容小觑。葱不仅是一味优质的食材，还有发汗解表、祛风散寒的功效。

韭

壮阳草。《本草纲目》记载，韭菜可安抚五脏六腑，除胃中烦热，另有益肾壮阳、止泄精、治妇女月经失调之功效。韭菜有个响亮的名字叫"壮阳草"，适合壮年男性食用。

起居有常

"上古之人，其知道者，法于阴阳，知于术数，食饮有节，起居有常……度百岁乃去。今时之人不然也……逆于生乐，起居无节，故半百而衰也。"《黄帝内经》告诫我们，日常生活中起居作息若毫无规律，恣意妄行，就会折损寿命。

起居无节，半百而衰

《黄帝内经》指出，人的气血与自然界的阴阳变化息息相关，我们的起卧作息只有与自然界阴阳消长的变化规律相适应，才能有益于健康。比如，平旦之时阳气始生，到日中之时阳气最盛，黄昏之时则阳气渐消而阴气渐长，深夜之时阴气最盛。人们应在白昼阳气隆盛之时从事日常活动，而到夜晚阳气衰微的时候，就要安卧休息，也就是古人所说的"日出而作，日入而息"，这样可以起到保持阴阳平衡的作用。

一年之中，四时的阴阳消长对人体气血的影响尤为明显。因此，唐代医药学家孙思邈说："善摄生者卧起有四时之早晚，兴居有至和之常制。"即根据季节变化和个人的具体情况制订符合生理需要的作息时间，并养成按时作息的习惯，使人体的生理功能保持良好的状态，这就是"起居有常"的真谛所在。

居住环境，影响人体健康

古人对居住环境和生存环境的要求非常高。《释名》中说："宅，择也。言择吉处而营之也。"古人认为居住环境的良好与否，直接关系到居住者的身体健康及家族繁衍。如果居处地势高旷开阔，空气流通干爽，环境卫生洁净，居住之人自然健康少病、体泰寿长。反之，如果居处地势低洼潮湿，周围环境污秽肮脏，将会对人的健康产生极为不利的影响。例如，《黄帝内经》指出"居处相湿，肌肉濡渍，痹而不仁，发为肉痿"。也就是说，居住的地方潮湿是引发痿证的主要原因。

在建房朝向的问题上，《宅经》认为，大门和窗户应朝向正南、东南或西南，这样室内光线比较充足，有益于居住者的身体健康。理想的住宅应该光照充足，通风良好，环境干燥，绿化优美，四周洁净，安宁静谧。可见，古人选择居处的标准和现代人的居住观点基本一致。

此外，洁净的居室也有利于减少疾病，延年益寿，因此古人十分重视居室的卫生。《礼记》中说："鸡初鸣……洒扫室堂及庭。"朱柏庐在《朱子治家格言》中也强调："黎明即起，洒扫庭除，要内外整洁。"这也是值得我们现代人借鉴的居家格言。

顺应四季调整睡眠

《黄帝内经》中提道，"春生、夏长、秋收、冬藏"是自然界亘古不变的规律。为了适应这种变化，人体也要不断调整自己的"生物钟"，与外界环境同步，因而一年四季的睡眠时间也各不相同。

春季晚睡早起：春天，天地之气开始萌发，万物生长，为与之相适应，人们应"夜卧早起"，一般可在晚上10:30左右入睡，早晨6:00左右起床，这样有利于机体阳气的升发。

夏季睡眠最少：夏季，万物的生机处于盛极状态，人体的气血也是如此。随着气血渐入高峰，人清醒的时间也会大大增加，一般睡5、6个小时就可以了，因而夏季作息需要"夜卧早起"。

秋季早睡早起：秋季，人体的机能从夏季时的亢奋状态转变为内敛状态，此时每天至少应保持8小时的睡眠时间，以利于阴精的收养。在早睡的同时，还应注意早起，以利于阳气的升发。

冬季早睡晚起：冬季，万物进入"冬眠"状态，养精蓄锐，为来年生长做准备。人体也应顺应这种"藏"的特点，白天适当减少活动，采取"早卧晚起"的生活方式，以免扰动阳气，损耗阴精。

春三月：夜卧早起，广步于庭；夏三月：夜卧早起，无厌于日；
秋三月：早卧早起，与鸡俱兴；冬三月：早卧晚起，必待日光。

胃不和，卧不安

《黄帝内经》中提道，"胃不和，则卧不安"，指出胃肠的状态对睡眠质量有很大的影响。胃不和，是指人有胃病或胃肠不适；卧不安，指睡眠障碍，表现为入睡困难、睡眠不深、易惊醒、醒后不易入睡、多梦、早醒、醒后感到疲乏或缺乏清醒感等。

晋代养生家葛洪在《抱朴子》中也说："饱食即卧，伤也。"晚饭吃得太多，或吃得太晚，睡觉时食物尚在消化之中，气血主要分布在胃肠以促进其消化吸收，这样就会妨碍气血收敛，人自然不易安睡了。

正确的做法是：晚餐要少吃，而且要清淡。清淡的饮食易于消化，不至于睡觉时仍堆积在胃肠里，影响睡眠。所以，晚餐要少吃荤腥，尤其是煎烤的肥腻食物，可多吃一些蔬菜和水果，适当喝一些粥或清淡的汤。此外，晚饭也应适当提前。

另外，如果晚饭吃得过多，或者经常吃夜宵，会加重胃肠道的负担，长此以往，会增加罹患胃癌的风险，发生心肌梗死或脑梗死的概率也会大幅增加。

不得卧而息有音者，是阳明之逆也……阳明者胃脉也……阳明逆，不得从其道，故不得卧也。《下经》曰："胃不和，则卧不安。"此之谓也。

——《黄帝内经》

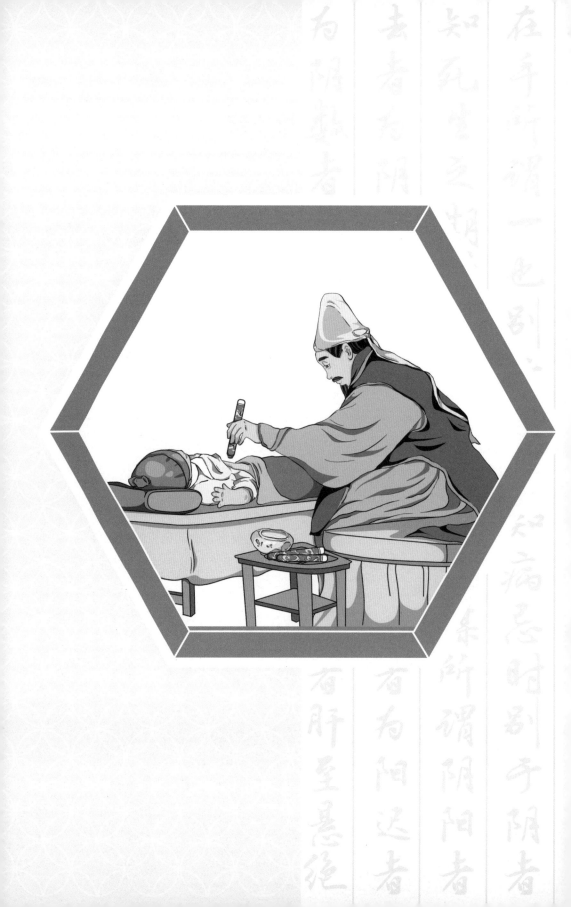

在于肝謂一也。剖。

知死生遂此明

去奉大阴

為阴数者

知之病忘时别于阴者

桑所謂陰阳者

有肝至甚絶

有肝

有阳达者

第六章
《黄帝内经》与运动养生

生命在于运动。运动养生是《黄帝内经》养生理论的重要组成部分。早在先秦时期，人们就通过导引术来防病祛病、益寿延年。适当的运动可以舒筋活络，促进人体气血流通。在进行运动养生时，量力而行是关键。运动后还应给予身体足够的休息时间，并及时补充水分和营养。

运动有度，过犹不及

运动养生特别关键的一点就是要掌握好"度"。对此，历代养生家都主张量力而行，应积极运动但不要过于疲乏。《黄帝内经》指出，"五劳"会造成"五伤"，即"久视伤血，久卧伤气，久坐伤肉，久立伤骨，久行伤筋"。"五劳"对身体的危害很大，从根本上说与过劳并没有什么区别。

久视伤血

《黄帝内经》指出"肝主藏血""肝开窍于目"。用眼适度的时候，肝提供的血液和津液就可以滋养眼睛。反之，如果用眼过度，势必会影响"肝藏血"的功能，轻则两目疲劳，重则伤血、伤肝、耗气（表现为头晕目眩），甚至引发疾病。所以，我们平时使用电脑、看电视、玩手机的时间不宜过久，一般1个小时左右就应休息片刻，或走动或眺望远方，以减轻眼睛的疲劳。

久卧伤气

关于"久卧伤气"，古代医书中指出"唯是闲人多生此病"。这是因为清闲之人吃饱了就坐着、躺着，经脉不畅，气血凝滞不行，不仅肢体、筋肉、官窍之气渐趋衰弱，而且会累及各脏腑之气，导致气血淤滞，表现为精神萎靡、身倦乏力，或食少纳呆、大便溏薄，或动则心悸、气短汗出等症状，时间一长，还会促生气虚体质。因此，我们平时应适度运动，特别是一些体质虚弱或久病卧床的人，若条件允许，应尽量多下床活动。

久坐伤肉

《黄帝内经》指出"脾主四肢""脾主肌肉"。人长时间坐着不动，则脾气运行缓慢，水谷精微等营养物质难以有效地运化转输，从而导致人体皮肉失去滋养，表现为肌肉松弛、四肢倦怠、肢体软弱无力等。另外，久坐不动的人更易患慢性胃炎、消化道溃疡等消化系统疾病，原因也在于此。

久立伤骨

所谓"久立伤骨"，是指人长时间站立不动，会损伤人体骨骼的功能。其原因是，久立伤腰肾，肾藏精而生髓，肾主骨，故久立伤骨。从中医的角度看，长时间站着也会影响气血的运行，使下肢静脉血液回流不畅，引起腰痛、腿软、足麻等症状。特别是年老体弱之人，气血运行本已衰弱，如若久立不动，更容易伤肾损骨。因此，我们平时要适当站立，不可久立不动。

久行伤筋

所谓"久行伤筋"，是指人长时间行走，会使下肢关节筋膜受到伤害。长时间行走，必然使下肢关节周围的韧带、肌腱、筋膜等软组织因疲劳而受伤或劳损，这也是人长时间走路后，腿会酸痛、疲乏的原因。因此，老年人行走散步时要注意全身放松，调匀呼吸，"行不宜急"，方能"气血畅通，百脉流通"，不伤筋骨。

张弛有道，形神不老

在运动养生的过程中，必须做到张弛有道，快慢有度，轻重有节。如果一味追求速成，往往会让自己身心受损。为了避免这种情况发生，就必须根据自身的实际情况，并结合《黄帝内经》的养生原则，把握运动的节奏和强度。

避免集中地运动

许多人总喜欢将运动安排在周末，或者年终休假时集中进行。既然这种强化式的锻炼是为了偿还长期缺乏运动所欠的"债"，那么，过量运动就在所难免了。现代医学证明，不规律的运动方式会导致视力下降、关节磨损加剧、体力和脑力过度消耗，严重影响健康。过量运动还会造成热量大量损失及乳酸等代谢产物在血液中沉积过多，从而导致心律不齐，影响心肺功能。采取集中运动方式健身的人，心脏病发作的概率明显高于运动有规律的人，一些女性甚至会出现皮肤粗糙、长胡子等男性化特征，因此应尽量避免集中运动。

心脏病患者运动要谨慎

心脏病患者应根据心脏情况谨慎选择运动形式及运动量。一般来说，一、二级心功能不全的轻症患者可选择散步、慢跑、太极拳、医疗体操等运动；三、四级心功能不全或心绞痛发作频繁的患者不宜进行体育活动，应以休息为主，不过可以适当练习一些养生功法，原则是以不增加心脏负担为度。

重视日常养生运动

其实，运动养生完全可以贯彻在日常生活之中，不必拿出专门的时间去做。例如，白领一族由于自身工作的特点，其部分器官组织，如大脑、眼睛、颈椎等长时间处于过度紧张的状态，如果不注意加强活动予以缓解，久而久之会对呼吸系统、循环系统、消化系统及各关节组织产生不利影响，进而诱发各类疾病。事实上，白领中亚健康现象已经相当普遍，很多人患有视力衰退、神经衰弱、高血压、冠心病、胃及十二指肠溃疡、颈椎病等疾病。因此，白领一族在闲暇的时候，可以多做眼保健操，揉一揉耳朵上的相关穴位，或者起身甩一甩双臂，转一转脖子。

细水长流才是养生之道

《黄帝内经》指出"形神一体"，也就是说人的形体和精神之间具有极为密切的关系，形体上的损伤必然会对精神产生不良影响；反过来，精神上的不良状况也会对形体产生伤害。因此，如果某种运动导致躯体和精神产生不适，并且这种不适状态过了很久仍不能完全缓解，那么这种运动就是不利于养生的。五禽戏没有一个剧烈的动作，太极拳同样动作平缓，通过长期不间断地练习，均可产生令人惊喜的效果。可见，运动养生讲究的是细水长流。太极拳、八段锦、瑜伽、慢跑、散步等，都属于"细水长流"的运动养生方式。

运动养生，四时有别

《黄帝内经》中说："智者之养生也，必顺四时而适寒暑。"就是说，养生要顺应四季阴阳的变化规律，根据四季寒温的不同情况安排养生活动，运动养生也不例外。

春季运动宜轻柔

春季，人的身体也像重获新生一样，一改冬季的沉寂，阳气也开始旺盛起来。血液循环加快，氧气和营养物质加速运送到全身各器官组织，以满足其生长发育的需要。与此同时，排泄器官也加紧工作，将代谢废物迅速排出体外。各器官组织和细胞的活力逐渐旺盛起来。

为顺应这种变化，春季的运动要像热身运动，通过舒缓的活动助长阳气的升发。适合这一季节的运动有散步、体操、慢跑、郊游、爬山等。运动的原则是活动充分但不要出大汗。运动最好在户外进行，以感受大自然的勃然生机，这对养生大有益处。

夏季运动多补水

夏季是自然界阳气极盛之时，此时运动能助长身体的阳气。根据顺时养生的原则，夏季从事较剧烈的运动是很合适的，因为此时人体器官组织均在高效率地运转，身体机能达到了一年中最佳的状态。

夏季，最好不要在烈日下运动。在这一季节中，人体能量消耗很大，运动时要控制好强度。与此同时，还应注意多补充水分。《黄帝内经》中提道，高温属火、属阳，而水属阴，阳得阴助，才不致因阳气独亢而影响健康。运动后切记不要喝冷饮。

秋季运动应缓和

秋季，大自然的阳气转衰，人体的气机也开始转为收敛。为顺应这一变化，剧烈运动就应逐渐减少，而代之以轻松平和、活动量不大的项目。正如长跑过后宜绕操场慢走一段时间，秋季的运动量应逐渐减少，更不宜过多出汗，否则会损耗阳气。

比较适宜秋季的养生运动是登山，随着高度的上升，大气中被称作"空气维生素"的负氧离子含量越来越高，加之气压降低，对不少慢性病有很好的改善作用。需要注意的是，登山时间要避开气温较低的早晨和傍晚；攀登速度要缓慢；上下山时可通过增减衣服以适应环境温度。

冬季运动要适度

冬季可适当增加运动量，以加强心肺功能，抗御寒冷。运动前，一定要做好充分的热身活动。因为这时气温低，体表血管遇冷会收缩，血流缓慢，韧带的弹性和关节的灵活性很差，极易发生运动损伤。热身活动可采用擦面、浴鼻、拍打全身肌肉、活动胳膊和下蹲等形式。

在这一季节，也可选择一些简易的养生方法，如用手指梳头，刺激头皮，松弛头部神经，促进局部血液循环，从而达到消除疲劳的效果。还可以进行腹式深呼吸，具体做法是：自然站立，两手叉腰，先做腹式吸气，停顿片刻，再慢慢呼气，直到吐完为止，再深深吸一口气，如此反复十余次，可以改善机体的供氧。

房事有节，肾经健旺

古语云："饮食男女，人之大欲存焉。"正常的性生活，有益于身心健康，但放纵过度，则有害身心健康。元人李鹏飞在《三元延寿参赞书》中指出："欲不可绝，欲不可早，欲不可纵，欲不可强。"

节制房事，长生久视

《黄帝内经》指出，肾藏精，肾为先天之本。若房事过度，肾精耗泄太过，肾就会受到损伤，所以必须节制房事，使肾精保持盈满，才可达到"长生久视"的目标。那么，该如何掌握房事的频率呢？《备急千金要方》中说："人年二十者，四日一泄；三十者，八日一泄；四十者，十六日一泄；五十者，二十日一泄；六十者，闭精勿泄，若体力犹壮者，一月一泄。凡人气力自有强盛过人者，亦不可抑忍，久而不泄，致生痈疽。"除上述的普遍经验外，还应根据个人体质之强弱、精气之盛衰考虑房事之所宜。总之，应以行房后身心愉快而不疲倦为度。

欲不宜禁，禁则致病

《黄帝内经》在提倡节制房事的同时，也提出了"欲不可禁"的观点。东晋养生家葛洪在《抱朴子》中指出："人不可以阴阳不交，坐致疾患。"唐代医药学家孙思邈则更明确指出："男不可无女，女不可无男。无女则意动，意动则神劳，神劳则损寿。"这些理论都认为，健康的成年男女必须有正常的性生活，不要过度禁欲。如果过度禁欲，反而会导致阴阳失调，气血阻滞，出现梦遗、尿浊、虚劳等各种症状，对人体的伤害无疑是很大的。

切莫醉酒行房

　　《黄帝内经》中提道："今时之人不然也，以酒为浆，以妄为常，醉以入房，以欲竭其精，以耗散其真。不知持满……故半百而衰也。""醉以入房"有两方面的坏处。首先，《黄帝内经》认为，酒性刚烈，酒精进入人体后，会使人产生良好的自我感觉，行事冲动鲁莽。我们知道，房事养生的首要原则是依据身体情况量力而行。然而，醉酒之人往往会高估自己的身体状况，这就很容易纵欲，损伤身体也就在所难免了。其次，《黄帝内经》认为，酒会使人体气血分布发生变化，气血趋于体表而使体内空虚。房事活动主要是由肝肾两脏来支配，醉酒后肝肾变得空虚，如果此时行房事，力有不及不说，还会使虚者更虚，这可是养生的大忌。因此，《黄帝内经》认为，乘酒纵欲是许多疾病的诱因之一。

房事要有所避忌

　　《黄帝内经》认为，房事养生应做到"欲有所忌""欲有所避"。唐代医药学家孙思邈凭借其丰富的诊疗经验，对房事避忌做了具体的阐释。他在《千金翼方》中指出："凡新沐，远行及疲，饱食醉酒，大喜大悲，男女热病未瘥，女子月血新产者，皆不可合阴阳。"这是说人体在过于疲劳、饱食、醉酒、情绪不稳、生病未愈、妇女月经期间或新产之后等情况下，都不宜进行性生活。若房事不知避忌，往往会造成种种疾患，故不可不慎重对待。

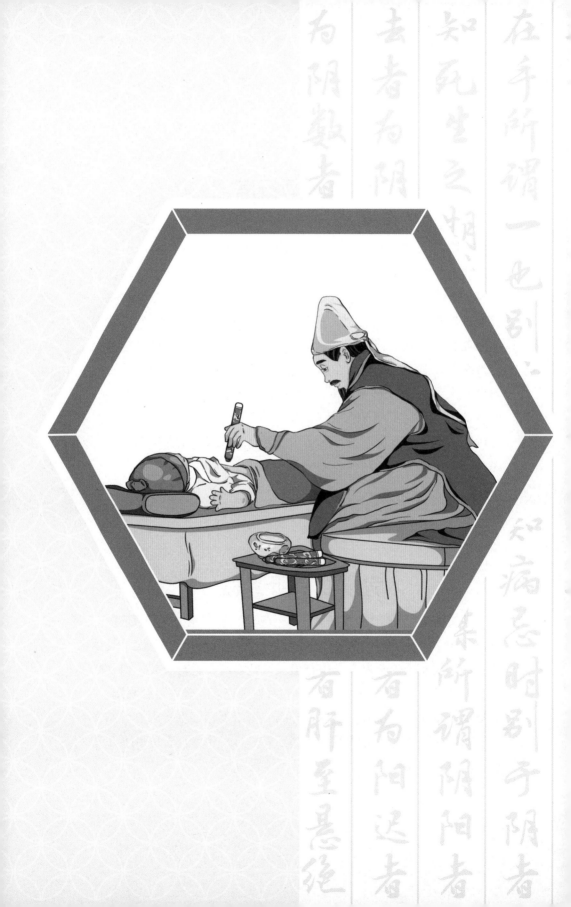

第七章
《黄帝内经》与情志养生

《黄帝内经》指出，人的情志与健康是通过气血紧密联系在一起的。人的精神活动会直接影响身体内气血的运行，而气血运行的状态又直接决定身体的健康状态，故情志能致病，也能治病，这就是调神能养生的根本原因。

养生之道，养神先行

《黄帝内经》指出，人的思维、情感等变化会影响到脏腑、经络、气血的功能，因此，养生不可仅停留在形体的层面，更要兼顾情志的健康，使身体状况和精神状况达到和谐统一。

形神合一，方能养生

所谓"形神合一"，即形体与精神的统一。形体健壮，必然精神饱满，生理功能正常；精神旺盛，又有助于形体健康。怎样才能做到"形与神俱，尽终天年"呢？其秘诀就是充分注意神的调养。《黄帝内经》中指出："主明则下安，以此养生则寿，殁世不殆。"意即只有心神安定，脏腑功能活动才能够协调正常，进而指出调情志是养心神的基本。

知足常乐，心宽体胖

《道德经》中指出："知足不辱，知止不殆，可以长久。"强调知足常乐的心态在养生保健中的重要意义。《黄帝内经》也强调"美其食，任其服，乐其俗，高下不相慕"。意思是说，不管吃什么都感到满足，不管穿什么衣服都感到舒服，顺应社会风尚，从不做伤风败俗的事情，无论地位高低，都不要盲目攀比。一个人倘能知足，就不会因得失而动七情，从而保持常乐的心态，于是气机和缓，心情舒畅，自然能无病无灾而度长年。

恬惔多寿，虚无安康

《黄帝内经》中提道，恬惔虚无是一种理想的心理状态。若能保持内心的清净安宁，人体的气机就能舒缓通畅，这对健康是极为有利的。"虚无"即淡泊、豁达、心无杂念。心无杂念，就不会生出喜、怒、悲、恐、惊等情绪，也不会引发气血紊乱，身体的健康自然就有了保证。

"恬淡虚无"本是道家用语，《黄帝内经》中恬惔虚无的主张正是来源于道家，而后又被儒家、佛家所接受，最后成为通行天下的情志养生之不二法门。例如，老子就主张"恬淡为上"，庄子也说"虚无恬淡，乃为天德"，孔子则说"饭疏食，饮水，曲肱而枕之，乐亦在其中矣"，佛家讲"恬淡自在"，也是同样的意思。

历史上，佛家、道家多高寿之人，这与他们崇尚恬惔虚无的精神修炼原则是密切相关的。晋代养生家葛洪所著的《神仙传》里就记载了广成子、老子、彭祖、河上公、刘安、李少君、张道陵等80多位"神仙"，个个都是长寿之人。

注："恬惔"出自《黄帝内经》原文，可理解为"恬淡"，为保证用语准确，本节不作统一。

恬惔虚无，真气从之，精神内守，病安从来？

——《黄帝内经》

解码五志与五脏

　　"喜怒哀乐"的情绪变化对人的五脏有着非常重要的影响。《黄帝内经》指出：怒伤肝、喜伤心、思伤脾、忧伤肺、恐伤肾。临床上，因过怒而造成肝气横逆上冲，过喜而扰乱心神导致情绪异常的病例屡见不鲜。因此，想要五脏健康，就要学会控制情绪。

怒伤肝

　　《黄帝内经》讲，肝主疏泄、条达气机。肝喜条达舒畅，肝柔则气顺血和，肝郁则气逆血乱。因此，当人发怒时，肝的气机就会损伤，导致肝失条达、肝气横逆。愤怒过度可能会造成血管破裂，出现吐血，甚至晕厥、休克、心肌梗死等情况，因此应尽量制怒。

喜伤心

　　暴喜属于一种强刺激，大脑受到这种刺激后，会刺激神经兴奋，并释放大量肾上腺素，导致心跳加快、血压升高、呼吸急促。如果这种情绪波动超过了人体的承受能力，就会造成气血紊乱。对于高血压及心脏病患者来说，暴喜更是一种严重的威胁。因此，在日常生活中，我们应避免过分激动，当大喜临门时，更要注意控制自己的情绪。

怒伤肝、喜伤心、思伤脾、忧伤肺、恐伤肾。

——《黄帝内经》

思伤脾

《黄帝内经》认为"思为脾志""思则伤脾"，所以久思易伤脾。当一个人面对某一问题思虑过度，或者思虑时间过长，超过了人体自身所能承受的限度，却又无法主动或被动地做出调整时，思就成为一种致病因素。过度思虑会导致脾的升降功能失常，脾气郁结，运化功能减弱，从而引起食欲下降、消化不良、腹胀、便溏等症状。

忧伤肺

《黄帝内经》认为"忧伤肺"，就是说，忧伤容易耗伤肺气，在脏腑中"肺主一身之气"，气宜聚不宜散，宜藏不宜漏，过度的忧伤会造成肺气的泄漏和耗散，最终导致身体的虚损。例如，《红楼梦》中的林黛玉，常常以泪洗面。正是这种过于忧伤的心理状态和敏感的性格令她肺气大伤，时时咯血，终至香消玉殒。

恐伤肾

《黄帝内经》中说："恐则气下……惊则气乱。""恐则气下"是说恐惧会导致肾气不固，上焦气机闭塞不畅，气陷于下，表现为坐卧不安，频繁上厕所，甚至大小便失禁；"惊则气乱"，指机体正常的生理活动因惊慌的扰乱，出现心神不定等现象。长期的惊恐会导致肾气受损，出现心神不安、夜不能寐、大小便失禁、遗精、腰膝酸软等症状。

恐惧而不解则伤精。

——《黄帝内经》

志闲少欲，乐以忘忧

现实生活中，不一定每个人都能够从事自己感兴趣的工作，因此不妨发展自己的业余爱好，如下棋、垂钓等，可借以益智延年、去浮远躁。

下棋：益智延年

古语曰："善弈者长寿。"下棋既是一种斗智游戏，也是一种很好的养生方法，它能锻炼人的大脑，使人思维敏捷、思路清晰。喜欢并且擅长下棋的人，大多比较理智，遇事不容易冲动，面对难题会积极想出解决办法。因此，多下棋，对于培养良好的心态很有帮助。凡事不钻牛角尖，对事情看得开，人自然也就心情舒畅，延年益寿。下棋尤其适合退休后的老年人，老年人可以充分利用大量的休闲时间，使自己的生活变得充实起来，还可以通过下棋结交志同道合的朋友，并且从中找到归属感和情感寄托，这是非常有助于长寿的。

垂钓：去浮远躁

垂钓是一项有利于身心的户外养生运动。它使人精神集中，却又不至耗神。在垂钓的过程中，人的眼、脑、神专注于水面的动静，一小部分脑神经活跃起来，大部分则得到休息。因此，垂钓对放松心情、缓解脑神经的过分紧张有很大的作用。垂钓还能使人戒骄戒躁，有利于保持良好的平和心态，对于高血压、神经衰弱、失眠患者来说，是一种非常合适的养生方法。

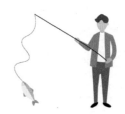